SEJA
JOVEM
em qualquer idade

SEJA
JOVEM
em qualquer idade

DRA. NADIA VOLF

SEJA JOVEM
em qualquer idade

**Os segredos para
uma vida longa e saudável**

Com a colaboração de Marie-Christine Deprund

Tradução
Elena Gaidano

1ª edição

Rio de Janeiro | 2017

CIP-BRASIL. CATALOGAÇÃO NA PUBLICAÇÃO
SINDICATO NACIONAL DOS EDITORES DE LIVROS, RJ

V889s

Volf, Nadia
Seja jovem em qualquer idade: os segredos para uma vida longa e saudável /
Nadia Volf; tradução Elena Gaidano. – 1ª. ed. - Rio de Janeiro: BestSeller, 2017.

il.
Tradução de: Être jeune a tout âge
Inclui índice
Inclui anexos
ISBN 978-85-7684-410-5
1. Medicina chinesa. 2. Acupuntura. I. Gaidano, Elena. II. Título.

17-43281
CDD: 610.951
CDU: 61(510)

Texto revisado segundo o novo Acordo Ortográfico da Língua Portuguesa.

Título original francês
ÊTRE JEUNE A TOUT ÂGE
Copyright © 2009 by XO Éditions
Copyright da tradução © 2017 by Editora Best Seller Ltda.

Capa: Marina Avila
Imagens de capa: askmenow/iStock e Shutterstock
Ilustrações de miolo: François Dimberton
Editoração eletrônica: Ilustrarte Design e Produção Editorial

Todos os direitos reservados. Proibida a reprodução,
no todo ou em parte, sem autorização prévia por escrito da editora,
sejam quais forem os meios empregados.

Direitos exclusivos de publicação em língua portuguesa para o Brasil
adquiridos pela
EDITORA BEST SELLER LTDA.
Rua Argentina, 171, parte, São Cristóvão
Rio de Janeiro, RJ — 20921-380
que se reserva a propriedade literária desta tradução

Impresso no Brasil

ISBN 978-85-7684-410-5

Seja um leitor preferencial Record.
Cadastre-se e receba informações sobre nossos lançamentos e nossas promoções.

Atendimento e venda direta ao leitor
mdireto@record.com.br ou (21) 2585-2002

Às mulheres

"A vida é um esforço que você realiza a cada instante."

Leon TOLSTÓI

Sumário

Introdução   **13**

Os grandes princípios da medicina tradicional chinesa   **19**

Como funciona a medicina chinesa?   **20**
Aprenda a massagear os pontos da acupuntura   **22**

Como usar este livro?   **25**

De 20 a 30 anos — A idade das estreias   27

Um cansaço recorrente   **31**
A alimentação é a primeira fonte de energia   **32**
As queimações no estômago   **34**
Baixa das defesas imunológicas, infecções respiratórias, cistites, micoses:
o culpado é um só   **35**
Um corpo já muito desgastado...   **36**
Os problemas de pele   **37**
Os problemas com a menstruação   **37**
A contracepção   **38**
Maus costumes aos quais é preciso prestar atenção   **39**

Conselhos práticos · 42

Vitamina E todos os dias · 42
Adapte-se a um novo ritmo de vida: o gingseng siberiano,
o remédio que vale ouro · 45
Enfrentar o estresse das provas · 46
Novos hábitos alimentares · 50
Cistites e micoses · 53
Problemas na menstruação · 57
Dores nas costas · 62

Não esqueça · 63

De 30 a 40 anos — A idade da realização · 65

O estresse crônico · 68
Um sono ruim · 70
O cansaço · 71
As dores de cabeça · 72
A pele · 73
Sinusites, rinites, alergias e eczema · 74

Conselhos práticos · 76

Vitamina E, desde sempre e para sempre · 76
Uma pele bonita · 77
As soluções para reagir bem ao estresse · 80
As soluções para reencontrar um bom ritmo de sono · 83
As soluções para reencontrar a energia · 84
Evite as crises de enxaqueca · 86
As soluções para a área otorrinolaringológica · 88
Os eczemas e as alergias cutâneas · 91

Não esqueça · 94

A gestação 95

Viva bem sua gestação 99
O parto 102
Massageie o bebê 103
Amamente, é indispensável tanto para ele quanto para você! 104

Conselhos práticos 108

Prepare sua gravidez 108
Durante a gravidez 109
Ajude a criança a se virar 114
Facilite a abertura do colo 114
Alivie as dores durante o parto: os pais podem participar! 115
Poupe suas costas 116
Depois do parto 116
Massageie o bebê 119
Amamentação 126

Não esqueça 128

De 40 a 50 anos — A idade do essencial 129

Mudanças visíveis... 133
Um organismo intoxicado 138
Dores na coluna vertebral 140

Conselhos práticos 143

Disfarce os efeitos nefastos da idade 143
Ajude seu organismo a se sentir leve... 147
Quando é preciso perder peso... 152

As consequências da má circulação 160
Combata as dores na coluna vertebral 163
Tendinites no cotovelo 168
As lombalgias 168

Não esqueça 173

De 50 a 60 anos — Nada de pânico com a menopausa! 175

A menopausa 180
Os dissabores da menopausa 181
Prevenção do câncer 185

Conselhos práticos 187

Combata a vulnerabilidade 187
Evite as manifestações da menopausa 188
Combata os sinais do tempo 202
Cuide da alimentação 203
Reforce suas defesas 206
Mexa-se 206

Não esqueça 208

De 60 a 70 anos — A alegria de viver 209

Estado geral: exercite os músculos 213
Artrose 214
Os distúrbios de circulação, as vertigens 217
Visão 221

Conselhos práticos 222

Mantenha seu corpo tensionado 224
Alimente-se ajudando seu corpo 227
Combata a artrose 230
A circulação sanguínea 236
Favoreça o equilíbrio 238
Preserve a memória 240
Visão 243

Não esqueça 245

Conclusão — As imortais 247

Anexos 253

Anexo 1 — A arte da sedução e do prazer amoroso 255

Anexo 2 — Combata as dependências químicas 257
O tabaco 257
O álcool 258

Anexo 3 — Viaje com serenidade 261

Anexo 4 — Reforce suas defesas ao longo das estações 264

Notas 267

Índice dos sintomas 291

Introdução

Quando Estelle entrou em meu consultório, fiquei muito feliz em vê-la novamente. Eu sabia quase tudo a seu respeito: já havia cuidado dela quando era criança, a acompanhara durante os desafios da adolescência e durante a gestação. Estelle, que costuma chegar sorridente e alegre, exibia, naquele dia, um semblante sombrio. Desatou a chorar ao me contar suas dúvidas: "Doutora, tenho a impressão de que minha vida acabou. Tenho um bom emprego, uma família maravilhosa, adoro meu bebê, mas mesmo assim, de repente, fiquei com um medo terrível de envelhecer. Já não sei mais o que se deve comer. Já não ouso mais me expor ao sol. O que devo fazer para atrasar a passagem do tempo?"

Durante os mais de trinta anos em que venho exercendo minha profissão de médica e sendo especializada em acupuntura, já deparei com frequência com esse tipo de situação: mulheres se questionando sobre o futuro, com medo de perder a boa forma e a saúde com o passar dos anos.

De acordo com a tradição chinesa, a boa forma, a saúde e as capacidades de reação dependem da energia vital, o *qi*. Hoje em dia vários médicos ocidentais se interessam por essa energia. Especialistas em câncer e em doenças crônicas se questionam sobre o assunto, investindo nessa área de pesquisa. Os antigos chineses, que descobriram as virtudes da acupuntura, explicaram sua eficácia em função dos conhecimentos da época, quando a filosofia se misturava com a ciência. Atualmente, conseguimos submetê-la ao crivo das novas descobertas médicas. Um número cada vez maior de estudos comprova que seus mecanismos de ação são reproduzíveis de acordo com os modelos científicos modernos.[1] E tenho certeza de que estamos apenas nos primórdios dessas descobertas. Inclusive, essa é uma dimensão essencial das minhas pesquisas.

A energia vital não tem uma forma fixa, ela muda todos os dias, e até mesmo a cada instante — trata-se de um sistema dinâmico que evolui em função das alterações no ambiente. Ela possibilita que o organismo viva e se adapte a todas essas mudanças, e o protege das agressões exteriores. O objetivo da medicina tradicional chinesa é mantê-la no ápice da potência. Tomando como base meus anos de prática e exercício da medicina, decidi escrever este livro para explicar como preservar essa energia.

Encontrei a medicina chinesa muito cedo, e em circunstâncias bastante dramáticas.

Eu tinha 14 anos. Foi na virada do ano de 1976. Eu levava uma vida difícil com meus pais na URSS. Meu pai, que se ferira na guerra, tinha uma fragilidade respiratória crônica.

Naquele dia, enquanto nos arrumávamos para comemorar o Ano-novo na casa de amigos que havíamos ido visitar nos arredores de Leningrado (que desde então voltou a se chamar São Petersburgo), onde morávamos, meu pai adoeceu, vítima de uma fortíssima crise de asma. Minha mãe, que era médica, não pôde fazer nada. Um de seus colegas de profissão, chamado com urgência, diagnosticou uma pneumopatia e decidiu receitar um antibiótico novo, que era comercializado havia pouco tempo. Contudo, não fez efeito. Pouco depois, meu pai começou a sufocar. Forçava a respiração, ficou roxo. O médico cogitou a possibilidade de ser uma alergia ao antibiótico, cujos efeitos ainda não haviam sido estudados a fundo... Então, meu pai foi levado às pressas para Leningrado, apesar dos riscos envolvidos. E foi colocado sob perfusão. O melhor amigo dele, dono de um serviço de cirurgia, se responsabilizou pelo tratamento e não escondeu sua preocupação.

Durante a noite, o estado de meu pai se agravou mais ainda. Os especialistas se revezaram na cabeceira, porém nada conseguiu domar aquela asma. Ele foi enfraquecendo, exaurido pela luta para respirar.

A salvação viria de um de seus amigos. Ou melhor, de uma frágil mulher que o acompanhava. "Apresento a Dra. Maria Sergéevna Shamshina", disse ele ao meu pai. "Ela vai fazer você respirar."

Depois de uma noite em claro, minha mãe e eu estávamos exaustas e preocupadas. Sinceramente, não esperávamos um milagre... Então, teve início uma cena que ficou gravada para sempre em mim. Essa mulher se aproximou do meu pai, sentou-se na beira da cama e pegou o pulso dele, sem dizer nada nem fazer perguntas. Ela continuou examinando meu pai, dos pés à cabeça, olhou suas orelhas, pedindo para que as iluminasse, pois ela precisava de luz para observar cada detalhe, até a marca mais ínfima sobre os pavilhões auriculares. Com a mesma concentração, ela examinou a língua, apertou determinados pontos do seu corpo, verificando sua sensibilidade. Então, depois de algum tempo, anunciou seu diagnóstico: "Você teve malária, não foi?" Meu pai, cansado demais para falar, confirmou com a cabeça. "E escorbuto também..." Em seguida, ela falou sobre seu estômago — meu pai tivera úlcera — e seu fígado. "Seu fígado foi enfraquecido pela malária, já não funciona muito bem. Por isso, você teve alergia ao antibiótico. Não conseguiu eliminá-lo. Essa reação alérgica causou os espasmos nos brônquios."

Na época, me surpreendi com esse exame detalhado e estranho, e também fiquei impressionada com a exatidão de seu diagnóstico. Hoje, sei que Maria simplesmente fez um exame clássico de acupuntura.

Em meio a um silêncio de preocupação, essa mulher tirou pequenas agulhas da bolsa. Não entendíamos muito bem o que ela pretendia, mas, como nenhuma medicação fizera efeito, não tínhamos nada a perder. Ela posicionou as agulhas e a espera recomeçou. A princípio, não ousávamos acreditar. Eu e minha mãe nos entreolhamos: percebemos que meu pai respirava melhor. Após certo tempo, Maria Sergéevna avisou que precisava ir embora, mas voltaria na manhã seguinte.

Durante a noite, meu pai recuperou sua respiração normal. Pôde finalmente dormir, depois de dias de tortura. A partir daquele instante, uma ideia ficou em minha cabeça: aprender os mecanismos dessa ação potente, eficaz e imediata, e compreender como ela dava fim a males tão graves, para poder transmiti-la ao maior número de pessoas possível. Mais tarde Maria Sergéevna se tornou minha professora, e eu passava várias horas por dia como sua assistente.

Quando iniciei meus estudos em medicina, quis articular o que estava aprendendo nas aulas de Maria Sergéevna. Comecei a questionar meus professores a respeito dessa prática ancestral e empírica que é a medicina tradicional chinesa, mas sem muito sucesso. Eles demonstravam pouco interesse por essa disciplina, o que me levou a procurar sozinha as respostas que eu não tinha. Inicialmente, de forma tímida — porém com o consenso dos professores —, estimulei certos pontos nos doentes "cobaias" para estudar seus efeitos. No dia em que consegui demonstrar que as crianças com escarlatina cujo ponto *hegu* eu havia estimulado se curavam mais rapidamente que as outras,[2] as pessoas passaram a me olhar com outros olhos. O mesmo aconteceu com os dois pontos *chize* que fazem parar a tosse e estancam as reações alérgicas nas crianças que sofrem de asma...[3]

Alguns anos mais tarde, depois de ter defendido minha tese de medicina em Leningrado, tentei criar um curso de acupuntura na faculdade. Por experiência, eu sabia que nos meios científicos essa disciplina era considerada "pouco séria" e tinha sido descartada. Assim, deparei, inicialmente, com a recusa do Ministério da Educação. Contudo, decidida a levar minha solicitação até o fim, fui para Moscou encontrar pessoalmente o ministro para validar meus argumentos. Mas quase não precisei falar! O ministro sofria de febre do feno e de dores na lombar. Ofereci um tratamento com acupuntura. Após uma sessão, ele ficou suficientemente aliviado para se convencer de que meus ensinamentos estavam bem-fundamentados...

Quando um paciente vê os sintomas desaparecerem apenas graças à ação da acupuntura, às vezes tem a impressão de que é um tratamento "mágico". Entretanto, a medicina tradicional chinesa não é um "remédio milagroso", da mesma forma que a medicina ocidental não é ineficaz nos tratamentos da saúde, ou que a alopatia não é perigosa à saúde. Essas duas ciências são complementares no tratamento das doenças. O mesmo serve para as doenças graves: devem ser tratadas com toda a força da medicina ocidental moderna, com a ajuda do protocolo global da medicina tradicional, o que possibilita uma cura mais rápida, uma qualidade de vida melhor, e previne recaídas.

Mas a medicina chinesa, além de visar à cura, tem um método de diagnóstico e de prevenção particularmente eficaz.

Uma lenda famosa na China conta que, certo dia, um dos médicos do imperador o diagnosticou com uma doença, porém em um estágio tão inicial que nenhum sintoma era perceptível. Como o imperador se sentia saudável, despachou-o de volta para casa, afirmando que estava tudo bem. Seis meses mais tarde o médico retornou, e aconselhou que o imperador se tratasse, pois seu mal havia piorado. O imperador retrucou que, de fato, sofria com pequenos problemas, mas que não tinha tempo para se tratar. Passaram-se mais seis meses, e novamente o médico não conseguiu convencê-lo a fazer o tratamento. Seis meses depois, o médico deixou o reino. Seus amigos o questionaram. "O imperador não quis me ouvir quando o avisei sobre sua doença. Agora, já está muito avançada, e não posso fazer mais nada. E ele ainda vai me condenar por isso. Então, prefiro ir embora."

Na medicina ocidental, o aviso é dado pelo aparecimento de um sintoma da doença já desenvolvida; porém, os problemas constatados são apenas o resultado de uma longa disfunção de parte do organismo, que poderia ter sido tratada antes que a doença se instaurasse.

Eu quis escrever este livro justamente para que cada mulher se trate o mais depressa possível. Ao conhecer o funcionamento do seu organismo e as mudanças que ocorrem a cada idade, torna-se possível compreender suas forças e suas fraquezas e, assim, atacar as causas dos males que podem surgir, e erradicá-los.

Grande parte da nossa saúde está em nossas mãos. Nascemos com um patrimônio genético que nos programa para viver por 120 ou 130 anos, e é nossa tarefa não nos desgastarmos precocemente, conservar ou até aumentar o capital de saúde que herdamos ao nascer. Nossas particularidades nos acompanham ao longo de toda a vida. Negá-las, ir contra sua natureza e tentar se alinhar aos outros só pode trazer frustrações e doenças. Por outro lado, compreender a própria natureza, admiti-la e ajudá-la a se desenvolver, como uma planta em uma terra que lhe convém, nos possibilitam viver longa e plenamente.

É preciso que sejamos capazes de enfrentar as agressões externas: primeiramente, as climáticas (o frio, o vento, o calor, a umidade, a chuva...), mas também as de origem infecciosa (somos rodeados por milhares de bactérias, vírus e fungos), tóxica (radioatividade, poluição, substâncias químicas contidas nos alimentos), psicológica e social. Para podermos enfrentá-las, precisamos dos meios de lutar contra elas: caso a resistência seja boa, o inimigo não vai nos atingir! E justamente esses meios dependem da idade e das particularidades de cada uma.

Esta obra possibilita compreender as características do período no qual estamos vivendo, suas vantagens e deficiências, e saber como enfrentá-las para desenvolver ao máximo nossas possibilidades.

Considero este livro um manual de longevidade para permanecer exuberante em todas as idades.

Os grandes princípios da medicina tradicional chinesa

Na China antiga, era costume pagar o médico quando... estávamos com saúde. Assim que a doença surgisse, os tratamentos passavam a ser gratuitos. Este ponto de vista esclarece a filosofia da medicina chinesa tradicional: prevenir a doença. É por esse motivo que, de acordo com os anciãos, "um médico ruim enxerga os sintomas e os alivia, um médico bom encontra a causa da doença e a cura e um médico excelente descobre as fragilidades do organismo e previne a doença".

De acordo com a medicina chinesa, não faz sentido prescrever o mesmo tratamento — aspirina — a três pacientes que sofrem com dores de cabeça. Claro que, a princípio, será preciso reduzir a dor, mas isso é apenas o começo. Uma enxaqueca pode ser desencadeada pelo ciclo hormonal, ou por uma refeição regada a álcool, ou, ainda, pelo aumento da pressão arterial. Para cada um desses casos, o tratamento será diferente.

É importante compreender de forma correta qual é o lugar que a medicina tradicional, e particularmente a acupuntura, pode ocupar na hierarquia dos tratamentos. De acordo com as patologias, de fato ela não será utilizada da mesma maneira. Um torcicolo simples, por exemplo, poderá ser tratado exclusivamente com acupuntura, mas uma artrose cervical vai requerer o uso de anti-inflamatório. Em compensação, a acupuntura vai possibilitar dosagens mais fracas e limitar seus efeitos colaterais.

Tomemos como exemplo uma angina bacteriana. O estreptococo que originou essa doença deverá ser combatido por meio de antibióticos, mas a acupuntura também desempenhará um papel importante, pois potencializa os efeitos dos medicamentos ao estimular as defesas imunológicas, suprimir as dores, a fadiga e a febre, e dar energia.

Como funciona a medicina chinesa?

Como já observamos, o *qi*, ou a energia vital, circula pelo corpo. É uma força dinâmica, em movimento perene, que depende do ambiente. Além disso, cada órgão não é considerado isoladamente, mas como um sistema que se relaciona com os outros órgãos e componentes do organismo. O corpo é dividido em cinco sistemas de órgãos: pulmões e intestino grosso; rins e bexiga; fígado e vesícula biliar; coração e intestino delgado; baço, pâncreas e estômago. Cada sistema funciona por meio de um par de órgãos, sendo que cada um encarna o *yin* ou o *yang*, que são as forças opostas e complementares, assegurando o equilíbrio do organismo. Todos os órgãos estão interligados por um meridiano que representa o trajeto da energia *qi* que circula pelo corpo.

Para cada sintoma é preciso diagnosticar inicialmente qual dos cinco grandes sistemas está sendo atingido. Retomando o exemplo da enxaqueca, se ela tiver sido desencadeada pelo ciclo hormonal, é o sistema rins-bexiga o responsável, mas se ela surgiu após uma refeição regada a álcool, será necessário restabelecer o equilíbrio do sistema fígado-vesícula biliar.

A energia vital circula através dos meridianos (que são, portanto, as linhas invisíveis que ligam os órgãos aos pontos de acupuntura). A beleza é o resultado do bom funcionamento do conjunto do corpo, porém, na mulher, ela está particularmente associada à expressão da energia do meridiano dos rins, considerado a fonte inata da energia vital. O meridiano dos rins engloba as energias dos rins, dos ovários, do útero e das glândulas suprarrenais, mas também a energia hereditária, que nos é transmitida geneticamente pelos pais. O bom funcionamento desse meridiano no organismo da mulher garante sua beleza, sua saúde, seu equilíbrio e sua resistência física e psicológica, além da sua longevidade.

Nos antigos textos chineses está escrito: "Quando os rins são fortes, a luz brilha no rosto e nos olhos, os traços são suaves e firmes, a pele é macia e lisa, os movimentos são rápidos e graciosos." Os ritmos das mudanças de energia do meridiano dos rins encontram-se na base dos ritmos biológicos da mulher: a chegada e a suspensão da menstruação, a fertilidade, a gravidez, o parto, o aleitamento e a menopausa dependem deles. A sexualidade e a sensualidade também dependem do meridiano dos rins. Já o meridiano dos rins estimula a energia do meridiano do fígado, que se manifesta nos olhos. Seu bom funcionamento se expressa no brilho do olhar, na excelência da visão. Seguindo o meridiano do estômago, a energia vital se manifesta na boca e nos lábios, controla a boa digestão e a assimilação dos alimentos, garante a forma dos músculos e da silhueta. Por meio do meridiano do coração, a energia vital se manifesta na linguagem, controla a circulação do sangue, o equilíbrio emocional, a memória e a fala.

Cada meridiano é constituído de inúmeros pontos, que são os pontos de acupuntura, os quais agem diretamente sobre o próprio órgão.

Os mecanismos da acupuntura são múltiplos. Um deles está ligado às reações bioquímicas. É a estimulação dos pontos de acupuntura que libera dentro do organismo substâncias biológicas muito ativas, as endorfinas. Os pontos de acupuntura são verdadeiras "caixas-fortes" para essas substâncias. As endorfinas, ou os opioides interiores, são neuro-hormônios com funções variadas: têm capacidades analgésicas e, no sistema nervoso central, desempenham o papel regulador de todos os outros sistemas dos neuro-hormônios. Assim, elas influenciam a resistência diante do estresse, do equilíbrio emocional e das defesas imunológicas. Por meio das endorfinas, os pontos de acupuntura agem em todos os sistemas funcionais.

A acupuntura não é a única "arma" da medicina tradicional chinesa. As plantas também ocupam um lugar importante — exatamente como na medicina ocidental, pois a maior parte dos medicamentos é extraída das plantas.

O que é mais específico nela é seu modo de considerar o homem como um todo, e como um todo único. As particularidades de cada um são consideradas, caso a caso, a exemplo do que acontece com as plantas, pois algumas precisam de muita luz para crescer, enquanto outras exigem sombra.

Aprenda a massagear os pontos da acupuntura

Nosso corpo é um pequeno planeta. Há 365 pontos distribuídos pelos meridianos, que estão submetidos às forças que animam todo o universo: o *yin* e o *yang*. É possível regular essas energias graças à acupuntura, ou com um recurso um pouco mais fraco, a digitopuntura, que massageia os pontos com um dedo. De acordo com o ponto que se utiliza, leva-se a energia que falta ou, ao contrário, drena-se a energia excedente. É um sistema de adaptação e de autorregulação do organismo; um circuito, como o sistema sanguíneo ou o nervoso.

Evidentemente, a ciência ocidental tentou aprender mais sobre esses meridianos e esses pontos de acupuntura, fazendo vários experimentos físicos e eletrônicos... Mas sem sucesso! Seus efeitos podem ser cientificamente constatados, porém esse sistema sutil não deixa marcas anatômicas visíveis, da mesma forma que um campo elétrico ou magnético não é detectável visualmente. Contudo, ficou provado, por exemplo, que quando o primeiro ponto do meridiano da bexiga for estimulado, no canto interno do olho, constata-se um aumento da temperatura no último ponto desse mesmo meridiano, na extremidade do dedinho do pé.[4] No fim das contas, a ciência ocidental também não sabe definir muito bem o que é memória, mas isso não impede que saibamos o que é ter lembranças... Então, sejamos pragmáticos: tanto os experimentos com animais quanto os testes clínicos feitos em humanos permitiram validar a eficácia da acupuntura. Os modernos métodos de exame por imagens, baseados na ressonância magnética, mostram que a estimulação de um ponto de acupuntura ativa determinadas zonas dentro do cérebro.[5] Vários trabalhos científicos comprovaram a eficácia da acupuntura para aliviar as

COMO ENCONTRAR OS PONTOS A SEREM MASSAGEADOS?

Já que cada um é diferente, as proporções do corpo variam. Em compensação, os pontos de referência anatômica — ossos, articulações, estrutura óssea — permanecem idênticos. É por esse motivo que a medicina tradicional chinesa inventou o sistema das distâncias proporcionais, chamadas de "*tsun*", que correspondem à largura dos dedos da pessoa examinada.

Por exemplo, 1 *tsun* = 1 largura do polegar; 3 *tsuns* = 4 larguras do dedo. Para facilitar a localização dos pontos de acupuntura, este livro recorre às distâncias proporcionais. Portanto, utilizando as referências anatômicas precisas e as larguras do dedo, cada uma de vocês poderá encontrar a localização exata dos pontos a serem massageados.

Cada minúsculo ponto (entre 0,2 e 0,8 mm²) está localizado sob a pele, a uma distância da superfície que varia de um indivíduo a outro. É possível reconhecê-lo quando se está acostumado a fazê-lo, por meio de algumas características: a pele que o recobre é um pouco mais frágil, a condução nervosa é mais elevada, a sensibilidade e a temperatura são diferentes. Com um pouco de prática, você vai aprender a encontrá-los rapidamente. Ao apertar essa região com o dedo, sente-se uma leve dor.

dores, as náuseas e o vômito no período pós-operatório, tanto em adultos quanto em crianças.[6]

Portanto, a medicina tradicional chinesa conta com dois recursos: por um lado, meios de tratamento, e, por outro, um método de prevenção, baseado, sobretudo, na regra dos "Três As": Alimentação, Atividade Física e Acupuntura.

A PRÁTICA DA MOXABUSTÃO

Em vez de massagear os pontos de acupuntura, podemos "aquecê-los". Como? Utilizando bastões de artemísia que são acesos e passados no local correspondente aos pontos dos meridianos para estimulá-los.

Essa planta, conhecida pelas suas qualidades anti-inflamatórias, bactericidas e regeneradoras, foi batizada de *Artemisia vulgaris* por Hipócrates, o célebre médico grego, em homenagem a Artemísia, deusa da saúde e protetora das mulheres doentes.

Descobriu-se que, ao queimar, a artemísia emite raios infravermelhos, semelhante aos de um laser, que podem penetrar até 12 centímetros sob a pele e garantem uma ação anti-inflamatória e regeneradora "em profundidade".

Na China, a utilização da artemísia é tão antiga quanto a própria acupuntura. Por outro lado, lá essa medicina não é chamada de acupuntura, mas de *jhen zu* ou "estimulação dos pontos por meio de agulhas" (*jhen*) e "aquecimento" *(zu)*. Até hoje, as moxas estão longe de terem sido substutuídas pela medicina ocidental. São muito utilizadas no lugar das agulhas, especialmente nas crianças.

Sua utilização é simples. Basta comprar bastões de artemísia em uma loja chinesa. Acenda a extremidade de um bastão (cuidado, a temperatura sobe até atingir 734°C!) e coloque-a diante do ponto de acupuntura que deve ser estimulado. Apoie o indicador ao lado do ponto, para sentir o calor e não correr o risco de se queimar. Uma fumaça densa com cheiro muito agradável e que tem virtudes bactericidas é liberada, e você sentirá o calor na pele. Deixe agir por alguns minutos.

Como usar este livro?

Dediquei um capítulo a cada etapa importante da vida, de maneira que cada uma possa se situar facilmente.

Todos os capítulos estão divididos em duas partes: a primeira, explicativa, possibilita compreender as mudanças do organismo, e a segunda, prática, apresenta soluções concretas para se tratar.

É evidente que determinadas patologias ou fragilidades podem ocorrer em diferentes idades e, em vez de repetir os conselhos a cada vez, preferi colocar um índice para facilitar sua consulta.

Nos Anexos, também são fornecidos conselhos práticos, que se referem a diferentes momentos da vida, independentemente da idade: por exemplo, o que fazer para viajar com serenidade, as precauções a serem tomadas para fortalecer suas defesas no decorrer das estações ou, ainda, como parar de fumar graças aos pontos de acupuntura.

De 20 a 30 anos
A idade das estreias

Do ponto de vista anatômico, o fim do período de formação do corpo da mulher ocorre por volta dos 20 anos. Os médicos chineses já consideravam que o organismo da mulher evoluía de acordo com ciclos de sete anos. Assim, eles estimavam que o 21º ano marcava o término do crescimento e da maturação dos órgãos. Em nossa sociedade, essa idade corresponde ao início de uma nova fase da vida, pois, em geral, é o momento em que as pessoas saem do ninho dos pais e aprendem a ser independentes.

Esses dois elementos são determinantes nos planos físico e psicológico. Na verdade, são a chave de todos os eventuais problemas de saúde e desequilíbrios.

Os desequilíbrios digestivos e hormonais são fonte de múltiplos males potenciais. A dor nas costas, por exemplo: um desequilíbrio dos níveis de estrogênio e de progesterona traz consequências para a coluna vertebral. A retenção de líquido resultante culmina na má circulação do sangue, e o inchaço do disco intervertebral que decorre disso pressiona as terminações nervosas, causando dores lombares ou cervicais.

MONITORAR

- as defesas imunológicas;
- os desequilíbrios hormonais;
- a digestão;
- os efeitos do estresse.

UMA DISCUSSÃO COM UMA PACIENTE...

— Sempre fui boa aluna e pratico esportes de bom grado. Mas, de um tempo para cá, sinto dores nas costas, fico exausta a ponto de não conseguir mais fazer o esforço necessário para acompanhar minhas aulas na faculdade. E para completar, vivo doente — resfriado, sinusite, dor de garganta... Como é possível se sentir tão cansada na minha idade?

Tania, de 21 anos, acha que está doente, embora seus exames estejam completamente normais. Ela está pálida e sua pele, sem brilho. Enquanto ela conta seus males, seus olhos cinzentos expressam grande perturbação. Como médica, minha primeira preocupação é tranquilizá-la.

— Entre os 20 e os 30 anos, você vive um período crucial. A transformação do seu fundo hormonal lhe impôs novos ritmos biológicos, a estrutura e a postura do seu corpo se modificaram, seu organismo está transtornado. Suas emoções e sua maneira de apreender o mundo transformaram você em mulher. E isso é cansativo!

"A medicina tradicional chinesa considera que nenhum indivíduo existe isoladamente, todo mundo faz parte de um mundo completo, composto de vegetais, minerais, animais... Esse mundo é regido por duas forças, sendo uma feminina, *yin* (as forças voltadas para dentro: a inércia, a lua, o frio, a noite...), e, outra, masculina, *yang* (as forças voltadas para fora: o sol, o dia...). Essas duas forças coexistem, variam uma em relação à outra, e se modificam ininterruptamente. O ser humano carrega essas forças, que se manifestam em todas as suas funções: sua frequência cardíaca, sua respiração, suas secreções hormonais... 'Então, que doença é essa?', pergunta Tania. É uma ruptura dessa harmonia, tanto dentro do organismo humano quanto no ambiente ao redor. É nisso que a medicina chinesa se difere da ocidental, que, por sua vez, considera o indivíduo isoladamente e o recorta em pedaços de acordo com suas dores e sintomas. Hoje em dia, esse sistema, que salvou muitas vidas, também apresenta limitações. As pessoas sofrem por não estarem mais ligadas às forças da natureza, e querem reencontrar esse vínculo primordial. É essa a proposta da medicina oriental."

Tania está impressionada. Visivelmente, essa conversa a toca fundo. — Na medicina tradicional chinesa, o funcionamento dos hormônios sexuais pertence ao meridiano dos rins, sistema que engloba os rins, as glândulas suprarrenais, o útero e os ovários (o que corresponde, na medicina ocidental, à esfera urogenital). No seu caso, você sofre com dores nas costas, acne, fadiga, infecções frequentes... É necessário fazer um tratamento: estimular os pontos do meridiano dos rins e flexibilizar os músculos das costas para permitir o alongamento da coluna vertebral.

"Por outro lado, você também deve estimular as defesas imunológicas para reforçar seu organismo contra os fatores infecciosos."

As secreções dos hormônios femininos ainda causam muitos outros efeitos no organismo, como a regularidade da menstruação, evidentemente, mas também o equilíbrio das secreções do estômago. O excesso de acidez no estômago traz consequências diretas para a flora intestinal e para o sistema imunológico.

As dores nas costas são frequentes nesse período, especialmente se, durante a adolescência, não se prestou atenção suficiente ao crescimento harmonioso da coluna vertebral. Uma escoliose que passou despercebida pode ser a fonte de dores fortes. Contudo, mesmo sem tal patologia, essas dores são frequentes. A causa é simples: às vezes, na fase de crescimento, os ossos crescem mais depressa que os músculos. Estes últimos, como se fossem cabos tensores curtos demais para um mastro, acabam sofrendo contraturas e tensões.

O estresse, por fim, acentua todos esses problemas, e pode ser o ponto de partida para comportamentos de risco como dependência de álcool ou de outras substâncias tóxicas. Esta é uma causa importante de fadiga, e, muitas vezes, de esgotamento.

Esses pontos fracos repercutem na pele, que fica sem viço quando não há boa digestão, e marcada pela acne quando a resistência aos micróbios não estiver ótima. Frequentemente, nesse período, fica-se sujeito a dores de barriga, bem como ao enfraquecimento das defesas imunológicas, com consequentes riscos de infecções respiratórias, sinusites, eczemas ou alergias recorrentes. Basta negligenciar um pouco a alimentação — longe dos pais, as comidas industrializadas são tão práticas... — que o apetite fica desregrado e, então, surge uma pequena tendência a problemas de peso.

Um cansaço recorrente

As transformações radicais sofridas pelo corpo, a inquietação — e até a angústia — sobre o futuro, a conclusão dos estudos ou o início de uma carreira profissional, além da necessidade de assumir aspectos da vida prática com os quais não era preciso se preocupar anteriormente, são fatores de cansaço cuja importância é frequentemente subestimada.

Esse cansaço não é sempre compreendido — não se deveria supostamente estar em plena posse de suas faculdades, quando temos 20 e poucos anos? Portanto, é fundamental levar isso em consideração. É impossível evitar: é o momento de enfrentar os novos desafios que surgem, de construir a vida, enquanto a energia do organismo está em seu nível máximo. Isso porque esse cansaço é o corolário de uma energia importante. A casa dos 20 é a idade das possibilidades, um período em que nada parece inatingível.

— Já não tenho mais autoconfiança, tenho dificuldades para memorizar as coisas, para me concentrar. Como fazer para evitar uma catástrofe, para não entregar uma prova em branco?

Isso é o que os estudantes costumam dizer quando fazem provas. Depois de semanas se esforçando para memorizar as matérias, o cansaço bate e reduz a resistência ao estresse.

O estresse pode ter efeitos diferentes nas pessoas. Algumas, por exemplo, enfrentam dificuldades para dormir, ou passam a acordar repetidas vezes durante a noite, com grande agitação. Para outras, os efeitos se concentram no estômago. Uma forte ansiedade pode causar, como consequência, uma superprodução de sucos gástricos, que provoca dores no estômago ou no cólon. A destruição da flora intestinal resultante leva a uma resistência menor do organismo diante das agressões microbianas. Isso causa um cansaço extra, além de múltiplas infecções.

Nem sempre a conclusão dos estudos é sinônimo de fim do estresse. Evidentemente, o início de uma vida profissional está longe de ser simples. É o momento de colocar em prática aquilo que se aprendeu, de mostrar suas capacidades em um universo onde já não se "brinca" mais. O novo ritmo de vida exige grande capacidade de adaptação.

A alimentação é a primeira fonte de energia

Diante desse cansaço, o primeiro reflexo é de compensar na comida. Contudo, a energia trazida por alimentos "quebra-galhos", como barras de chocolate, ou qualquer alimento gorduroso e açucarado que privilegiamos, é uma pegadinha. Nós nos sentimos provisoriamente fortalecidos quando o açúcar entra na corrente sanguínea, porém, temos que tomar cuidado com o efeito ricochete. Os açúcares de absorção rápida elevam a fabricação de insulina, que com bastante rapidez desemboca em hipoglicemia (baixa do teor de açúcar no sangue, que se traduz em total esgotamento, às vezes até em vertigens ou em desmaios), caso não se tenha ingerido açúcares de absorção mais lenta. A solução é pior que o problema... Os atletas sabem que para ter grande resistência é melhor comer farináceos. A longo prazo, o balanço do consumo de açúcares de rápida absorção é negativo: engorda-se e o organismo, mal-alimentado, se ressente. Querer compensar isso por uma subalimentação pontual não passa de uma ilusão: a frustração se soma ao cansaço.

A alimentação tem grande importância nessa idade. Afinal, é o momento em que se adquire total independência alimentar. É o fim das refeições caprichosamente preparadas pelos pais. Chega a hora de assumir a própria alimentação. Com o grande volume de trabalho que já se tem, a tentação é se alimentar rapidamente com lanches. Tanto que já estamos habituadas ao fast-food da adolescência. Depois de ter aproveitado esse tipo de alimentação durante alguns anos, é necessário fornecer ao corpo os nutrientes que vão ajudá-la a funcionar harmoniosamente e a evitar um cansaço suplementar, ligado às dificuldades de digestão e a um equilíbrio ruim.

Enfim, é preciso substituir as batatas fritas por frutas e legumes sempre que possível! Esses alimentos possuem antioxidantes que nos permitem combater o envelhecimento, e, acima de tudo, nos protegem do câncer. Inúmeros trabalhos científicos feitos por pesquisadores de vários países comprovaram que a ingestão de antioxidantes, presentes nos legumes e nas frutas, protege de diferentes tipos de câncer.[1]

"Comer bem" é uma noção que deveria ser completamente natural, apesar de não ser tão fácil de ser colocada em prática. Nós frequentemente perdemos o rumo diante das tentações, da necessidade de aliviar o nervosismo e do desejo de ser magérrima.

Contudo, comer bem é bastante simples: basta não transformar isso em uma obsessão. Claro que é preciso ter uma boa dieta, mas nunca devemos ser severas demais conosco. Nem devemos nos recusar alguns agrados. Este é o melhor modo de ficarmos atentas ao nosso corpo. Ele nos envia sinais. Você fez um grande esforço? Está com fome, é normal, é preciso comer. Aquilo de que você necessita, nem mais, nem menos. Não está com fome? É inútil se sentar à mesa para fazer uma refeição completa, repetir o prato para agradar a alguém, ou terminar seu prato para ser educada. Coma algo leve, ou tome um bom suco de frutas.

Caso a mensagem esteja confusa (certas mulheres, de tanto fazerem dietas e se privarem, já não reconhecem suas necessidades), os pontos de acupuntura podem ajudar na regularização do apetite: eles estimulam o funcionamento das enzimas digestivas e normalizam a secreção gástrica.

Entre os 20 e os 30 anos, as alterações no apetite são frequentes. Anorexia e bulimia, que são distúrbios muito femininos, atingem duas entre cem francesas. Caso você se identifique, não hesite em procurar ajuda, pois essas doenças podem ser mais bem-tratadas quando combatidas desde o início por profissionais competentes. Porém, na maioria dos casos, as jovens sofrem de... lanchinhos descontrolados! O nervosismo e o estresse levam a um lanche aqui e acolá, ora uma bala, ora um biscoito, um pedaço de chocolate...

A medicina tradicional chinesa fornece preciosa ajuda para todos esses casos. Diferentes pontos de acupuntura atuam na regulação do apetite. Basta massageá-los várias vezes por dia para conseguir bons resultados.

As queimações no estômago

As sensações de queimação e de refluxo de acidez no esôfago são bastante frequentes nesse período da vida. E isso é fácil de compreender. O estresse, a alimentação irregular, que costuma ser ácida e gordurosa demais, e o consumo frequente de fast-food fragilizam a mucosa do estômago. Fora isso, uma ligeira instabilidade hormonal pode acentuar as dores de estômago. Os hormônios femininos, tais como os estrogênios, freiam a secreção gástrica, e o seu déficit, mesmo que temporário, desencadeia uma hipersecreção de sucos gástricos e queimação no estômago.

Baixa das defesas imunológicas, infecções respiratórias, cistites, micoses: o culpado é um só

Para a medicina tradicional chinesa, vários males têm a mesma origem. Vamos falar sobre os transtornos mais frequentes na casa dos 20 anos: cistites, dores de barriga, micoses, alergias. Por mais surpreendente que possa parecer, todos costumam apresentar as mesmas causas e, portanto, devem receber o mesmo tratamento.

A solução é restabelecer a flora intestinal e reduzir os derivados de leite. O motivo é simples: a industrialização dos alimentos e a introdução de substâncias químicas em quase todos os produtos causam um impacto real sobre a saúde. Antigamente, o leite era comprado todos os dias. Era preciso consumi-lo depressa, pois azedava em 24 horas.

Hoje em dia é possível encher um carrinho de compras com caixas de leite e armazená-las durante dois ou três meses, graças à pasteurização e ao procedimento UHT (esterilização a temperatura ultraelevada). Recortam-se quimicamente as moléculas e as enzimas, acrescentam-se conservantes... Claro que esses procedimentos de conservação simplificaram a vida cotidiana e tornaram as intoxicações com produtos estragados menos frequentes. Porém, o inconveniente é que tornam os alimentos globalmente mais ácidos. Acontece que, em um meio ácido, a flora intestinal não consegue secretar as imunoglobulinas A, que protegem as mucosas respiratórias e digestivas (principais fatores de defesa). É um pouco como se o leite tratado quimicamente queimasse a flora indispensável às nossas defesas. Dessa forma, combatemos com menos eficácia os vírus, os alérgenos e os fungos.

Portanto, temos resfriados, sinusites, alergias e micoses com mais frequência que antigamente... Esses parasitas também são a origem de determinados problemas — gases, prisão de ventre ou diarreia —, dos quais as mulheres jovens sofrem com frequência.

As cistites

Todas as mulheres, ou quase todas, sofreram, em determinado período da vida, com uma vontade incontrolável de urinar e com dores e queimações no momento da micção: são os sintomas da cistite. Por que essa infecção da bexiga é tão frequente? Trata-se de uma questão de anatomia. Na mulher, as vias genitais e o ânus ficam muito próximos da uretra, um pequeno canal de 3 ou 4 centímetros de comprimento que possibilita o escoamento da urina, depois de sair da bexiga. Essa proximidade favorece a migração dos germes intestinais e vaginais, que infectam o trato urinário.

Um corpo já muito desgastado...

Nos anos da adolescência, a estrutura e a postura do corpo, o estabelecimento do ritmo hormonal e a afirmação da personalidade transformaram a garotinha em uma jovem mulher. É absolutamente normal que o corpo, que fez muito esforço, esteja cansado. As costas podem se arquear. O estresse e a emoção com as desordens hormonais se encarregam do resto. Não devemos esquecer o efeito que um desequilíbrio hormonal tem sobre os discos intervertebrais que, conforme já observamos, ocasiona a irritação das terminações nervosas. Por isso, dores nas costas são frequentes nesse período, e são absolutamente incompreensíveis para algumas pessoas, pois elas julgam estar no auge da forma física.

Estimular os pontos de acupuntura pode reequilibrar o fundo hormonal, o que ajudará a nos sentirmos mais tranquilas do ponto de vista emocional e nervoso. A estimulação regular com a massagem e o aquecimento desses pontos vitais possibilitam equilibrar a secreção dos hormônios e assegurar uma tensão muscular harmoniosa. É muito eficaz para prevenir e neutralizar a maior parte dos problemas que atingem as mulheres dessa idade: dor nas costas, acne, problemas na menstruação... Em dois ou três meses os sintomas patológicos devem desaparecer.

Os problemas de pele

A acne e os hormônios estão relacionados. Contudo, com frequência, aos 20 anos, pode ser que a produção de hormônios sexuais ainda não esteja completamente equilibrada. Dessa forma, não é de se estranhar que certas mulheres ainda não tenham se livrado de suas pequenas acnes.

Um ligeiro desequilíbrio hormonal pode acarretar uma pele mais oleosa e menos resistente às bactérias presentes no meio ambiente. Não devemos nos esquecer de que o ar não é estéril, e sim repleto de bactérias, contra as quais a pele deve nos proteger. Um desequilíbrio hormonal pode impedir esse filtro de funcionar corretamente. Na puberdade, a produção de hormônios sexuais estimula as glândulas sebáceas a secretar sebo em excesso, que é escoado pelos poros. Pode ser que o sebo sobrecarregue o pequeno canal que o excreta e entupa o poro, propiciando um meio ideal para as bactérias se desenvolverem. A inflamação e a infecção fazem as espinhas brotarem. Não basta se submeter a um tratamento local para se livrar delas. É preciso combater a causa; a secreção dos hormônios deve ser regulada.

Espinhas e uma tez sem viço são sinais de desequilíbrio hormonal, que impede a pele de desempenhar seu papel de proteção. É preciso considerá-las um sinal de alerta.

Os problemas com a menstruação

Cólicas, dor de cabeça, inchaço nos seios, vontade de chorar, hiperemotividade antes ou durante a menstruação... Todos esses sintomas são sinais de um pequeno desequilíbrio hormonal. O que acontece dentro do corpo é que os ovários secretam dois tipos de hormônios: os estrogênios, durante a primeira parte do ciclo (em geral, durante os 14 primeiros dias), depois, a progesterona, durante a segunda parte do ciclo. Esses dois hormônios devem circular pelo sangue com teores bem precisos. É muito raro que esse equilíbrio seja ameaçado, porque os ovários produzem um ou outro hormônio em grande quantidade. É preciso procurar uma causa devido à eliminação. A progesterona é solúvel na água e eliminada naturalmente pela urina. Já os estrogênios, que são hormônios esteroides e, portanto, possuem uma forma química mais complexa, não podem ser evacuados como estão, sob a forma química original. Para que sejam expelidos, devem se juntar às enzimas hepáticas e à flora intestinal. Quando o fígado não realiza corretamente seu trabalho ou quando a flora intestinal está fragilizada, os estrogênios continuam se acumulando no sangue. Isso acarreta um excesso relativo de estrogênios, ou hiperestrogenia, que se manifesta pelos sinais da síndrome pré--menstrual: irritabilidade, mudanças de humor, retenção de líquido, inchaço e sensibilidade dos seios, mas também pela aparição de distúrbios pré-existentes, tais como a enxaqueca, nas mulheres com predisposição a esse sintoma. Felizmente, é fácil normalizar essa situação, estimulando os pontos de acupuntura.[2]

A contracepção

É uma questão primordial, tendo em vista, como já observamos, as múltiplas influências que os hormônios sexuais exercem no organismo.

Pelo menos enquanto o ciclo não estiver totalmente regularizado, a contracepção oral não é desejável. Todas as pílulas contêm hormônios sexuais: estrogênios e/ou progesterona, que vão circular pelo sangue. De repente, o centro de comando dos hormônios, localizado dentro do cérebro (mais especificamente no hipotálamo e na hipófise), que detecta o teor elevado desses hormônios trazidos pela pílula anticoncepcional ao sangue, ordena imediatamente que os ovários interrompam a produção. Então, os ovários ficam em stand-by. Não ovulam mais (esse é, evidentemente, o objetivo da contracepção), mas, com o passar do tempo, e em determinadas mulheres, também podem diminuir de volume. Deve-se, sempre, evitar a ingestão precoce de pílulas anticoncepcionais, pois isso pode acabar perturbando a fecundidade futura.

Por outro lado, os hormônios anticoncepcionais trazem efeitos secundários, especialmente no que se refere à circulação do sangue. Às vezes, são um desastre para a circulação sanguínea nas pernas, mas também podem causar enxaquecas e certo impacto na vascularização do cérebro. Hoje em dia já não é necessário apontar os perigos do coquetel nicotina/pílula anticoncepcional.[3] Isso aumenta de forma certeira o risco de acidentes vasculares.

A contracepção local deve ser aconselhada às mulheres que ainda não têm vida sentimental definida. O preservativo é uma barreira indispensável para as doenças sexualmente transmissíveis. Também é muito eficaz como meio de contracepção.

Mas para ter maiores garantias de proteção contra uma gravidez, em caso de possível ruptura do preservativo, também há a possibilidade de colocar um dispositivo intrauterino, que não contém hormônios. As recomendações de uso evoluíram. Sabemos que não apresenta riscos para as mulheres que não tiveram filhos. Esse meio de contracepção é muito seguro e salva as mulheres caso se esqueçam de tomar a pílula, o que ocorre com frequência.

Maus costumes aos quais é preciso prestar atenção

Os 20 é a idade em que nos sentimos jovens — e somos! —, cheias de vigor e saúde... É formidável sentir que podemos nos recuperar rapidamente de todo tipo de experiência e "aguentar" durante um bom tempo, apesar de uma higiene de vida incerta! É também o período em que gostamos de experimentar coisas novas, e em que começamos a sentir necessidade, em determinadas ocasiões, de um "estimulante", de uma muleta para enfrentar as dificuldades. Portanto, não se deve perder de vista que o que temos nas mãos é nossa saúde futura. Resumindo: a longevidade depende das boas práticas de hoje. Caso observemos algumas regras simples, não existe razão para não conservarmos nossa boa forma por muito, muito tempo!

O tabaco

Por mais que se conheçam os danos causados pelo tabaco (a nicotina aumenta o cansaço e o estresse, asfixia o cérebro, polui os pulmões, baixa as defesas imunológicas, estraga a pele e favorece o aparecimento de câncer), as francesas fumam cada vez mais cedo, às vezes começando ainda no colégio. Depois que a nicotina penetra o metabolismo, é difícil parar de fumar. Se você estiver motivada, a estimulação dos pontos de acupuntura pode ajudar no abandono do cigarro, voltando a sensibilizar os receptores das células nervosas saturadas pela nicotina.

Os conselhos práticos para se livrar do tabaco estão nos Anexos.

O álcool

O álcool destrói o sistema nervoso central, estraga a memória e a concentração, causa fadiga e é fonte de dramáticos acidentes de trânsito. Mesmo em doses fracas, tem forte ação tóxica no fígado. Portanto, é preferível consumi-lo com a menor frequência possível.

Você pode consultar os conselhos práticos que estão nos Anexos para limitar os efeitos nefastos do álcool.

As drogas

Quando somos jovens, nos sentimos invulneráveis! E gostamos de experimentar de tudo, viver todas as aventuras, descobrir por todos os meios, legais e ilegais, os prazeres da vida. Hoje em dia as drogas, como a maconha, são de fácil acesso. Seu efeito "relaxante" as elevam naturalmente ao status de um possível tranquilizante diante das angústias da juventude quanto a um futuro incerto.

Lembro-me de Françoise, uma jovem pintora de 26 anos que, em várias ocasiões, ganhara prêmios para jovens artistas. Ela veio me consultar, escondido da família, porque havia um ano que sofria de graves perdas de memória, de crises terríveis de angústia, de rompantes violentos e, às vezes, de alucinações. Ela logo me confidenciou que seus problemas haviam começado um ano depois de ter consumido haxixe pela primeira vez, durante uma noitada na escola de arte. O efeito relaxante da droga a seduzira de imediato e, então, ela adotou o costume de fumar regularmente vários baseados por dia. Porém, pouco tempo depois o efeito já não era mais o mesmo. As crises de angústia se tornaram mais fortes e ela começara a beber um pouco de bebida alcoólica para se acalmar. Sentindo que estava degringolando, ela viera me pedir ajuda...

Foi constatado que todas as drogas — inclusive as chamadas brandas — destroem o sistema nervoso central e podem provocar psicoses, como esquizofrenia.[4]

A maconha tem uma ação destruidora sobre o sistema nervoso, pois bloqueia os receptores opioides que costumam receber os opioides interiores (as endorfinas e as encefalinas), secretados naturalmente para regularizar a sensibilidade do organismo diante da dor ou para normalizar o humor. Na medida em que a maconha libera doses de opioides muito mais elevadas, os receptores logo se tornam insensíveis às doses muito inferiores liberadas naturalmente pelo organismo. Resultado: uma baixa do limiar de sensibilidade, deixando a pessoa mais vulnerável às agressões psicológicas. A resposta à dor também é reduzida. A emotividade fica "à flor da pele". Já que mesmo a mínima mensagem do exterior assume proporções inadequadas, com frequência o indivíduo se torna agressivo.

É necessário reagir muito antes de chegar a esse ponto! Os tratamentos sempre funcionam melhor quando os sintomas são combatidos desde o início. É possível procurar centros especializados, mas a acupuntura pode ajudar no afastamento desses produtos nocivos, caso a pessoa tome essa iniciativa precocemente (veja as soluções práticas nos Anexos).

Conselhos práticos

O mais importante, nesses anos em que tudo parece estar em aberto, é ter consciência de que você deve se preparar para o futuro o quanto antes. Começar a adotar bons costumes vai lhe render mais tempo no futuro.

Vitamina E todos os dias

A melhor arma para conservar a beleza e a saúde é a vitamina E, muito preciosa para as mulheres de todas as idades. Ela é encontrada nos óleos (azeite de oliva, de aráquide, de girassol ou de colza), e também nos frutos oleaginosos (amendoins, amêndoas e avelãs), nos peixes gordos (atum, salmão) e no fígado. Todos esses alimentos exercem forte poder antienvelhecimento sobre o conjunto do organismo.

Além disso, a vitamina E protege dos elementos tóxicos presentes em quantidades cada vez maiores em nossa alimentação moderna.

Suas ações

A vitamina E é um antioxidante.[5] Isto significa que ela ajuda o corpo a se livrar dos radicais livres, dos resíduos celulares muito destruidores para nossas células, pois podem atacar as membranas celulares e até mesmo a estrutura do nosso DNA, que carrega nosso patrimônio genético. Por isso, a vitamina E — bem como outros antioxidantes, como as vitaminas C e A, ou o selênio, por exemplo — retarda o envelhecimento e, sobretudo, o desenvolvimento de lesões ou de danos celulares, protege as artérias da arteriosclerose (entupimento das artérias) e impede o acúmulo de colesterol "ruim", isto é, as frações do colesterol oxidado que ficam na base das placas que recobrem as artérias.

Em vez de falar em colesterol "bom" ou "ruim", deveríamos falar em colesterol oxidado ou não. Apenas o oxigenado é nefasto, porque adere à parede dos vasos e, ao se acumular, forma uma placa capaz de obstruir a artéria. Quando não é oxigenado, o colesterol é eliminado pelas enzimas hepáticas.

A vitamina E também nutre a pele, garante suas defesas imunológicas e a ajuda a se proteger das infecções causadas pelos ataques de vírus e micróbios responsáveis, entre outras coisas, pela acne.

Ela estimula os ovários e a produção de hormônios femininos, os estrogênios e a progesterona. Todo o sistema genital e reprodutivo se beneficia. Ela favorece a ovulação e, portanto, a fecundação. Melhora a qualidade do endométrio, a mucosa que reveste o útero, e contribui para uma boa implantação do óvulo.

Além de favorecer a gestação, a vitamina E regulariza o ciclo feminino e acaba com as cólicas, pois ajuda no equilíbrio entre os estrogênios e a progesterona — que, em sua ausência, se oxidam muito rapidamente. Os médicos já constataram que as mulheres que tomam vitamina E acabam prolongando a vida reprodutiva.

Diversos trabalhos científicos comprovaram que a ingestão de suplementos alimentares dessa vitamina protege do câncer de mama, previne cataratas, o desenvolvimento de artroses e das doenças cardiovasculares, normaliza o metabolismo dos lipídios e o funcionamento do fígado, ajuda na eliminação do colesterol e, ainda, controla a evolução das doenças crônicas, como o diabetes.

A dose correta

É indispensável não negligenciar as contribuições da própria alimentação.

A fonte principal de vitamina E é o óleo de aráquides, que eu costumo chamar, por esta razão, de "óleo das mulheres". Duas colheres de sopa, misturadas na salada uma vez por dia, formam uma boa base para incrementar um pouco seu aporte. Além disso, coma regularmente amêndoas e peixes gordos.

A vitamina também pode ser encontrada no fígado — fígado de vitela, de aves (vêm daí as receitas das babuskas, que o usam muito) e *foie gras*. As pesquisas modernas provaram que esses costumes tradicionais despertavam grande interesse. Para grande surpresa de todos os cientistas, o consumo de *foie gras* ajuda a diminuir o colesterol.[6]

Além disso, de acordo com vários estudos, a industrialização dos alimentos, seus métodos de cultivo e a conservação, bem como os hábitos alimentares, não permitem que as pessoas consumam de forma adequada vitamina E.[7] Quase toda a população não recebe o aporte necessário ao organismo.

Portanto, aconselho que todas as mulheres façam tratamentos de vitamina E em cápsulas (escolhendo preferivelmente a vitamina E natural, à venda em farmácias, drogarias e lojas de produtos naturais). Na medida em que o organismo elimina essa vitamina pelos intestinos, não há o risco nem de excesso, nem de hipervitaminose.

É inútil ingerir grandes quantidades, que seriam eliminadas sistematicamente. A dose preconizada situa-se entre 125 e 200 mg por dia, a ser tomada mês sim, mês não.

Para uma pele bonita

"Não se deve passar nada na pele que não se possa engolir." Isso era o que um dos meus professores dizia. É verdade que qualquer produto colocado sobre a epiderme penetra, através da pele, no sangue e em todo o corpo. Os cientistas até encontraram, dentro do líquido amniótico de mulheres grávidas, compostos de cremes que elas usavam na pele.[8] Assim, é melhor evitar o máximo possível o abuso de conservantes, que se juntam aos elementos tóxicos que absorvemos pelos alimentos frequentemente tratados com produtos químicos. É nesse sentido que a utilização de produtos biológicos é interessante. Dá para evitar os produtos extremamente tóxicos, como os parabenos, que servem de conservantes e que a indústria apresenta uma tendência acentuada a incluir na fabricação dos produtos de beleza.

Adapte-se a um novo ritmo de vida: o ginseng siberiano, o remédio que vale ouro...

Essa planta ajuda o organismo a encontrar recursos para enfrentar as mudanças bruscas de situação. Sua raiz encerra eleuterósidos, moléculas que lhe conferem qualidades "adaptogênicas", particularmente eficazes nas mulheres. Os cosmonautas russos fizeram uso dela para melhor se adaptarem ao espaço. Já os atletas consomem sua raiz para aumentar sua resistência física e melhorar sua recuperação depois do esforço. Minha mãe, que era médica e pesquisadora, realizou pesquisas sobre as virtudes dessa planta em seu laboratório em Vladivostok. Por meio de uma série de experimentos conclusivos, ela demonstrou quais são suas virtudes ao estudar seus efeitos sobre a resistência de ratos diante de uma prova. Um rato obrigado a nadar sem parar fica esgotado depois de aproximadamente cinco minutos. Em compensação, depois de uma injeção do extrato dessa planta, ele pode resistir até uma hora.

Essa planta, que cresce abundantemente na Sibéria, em determinadas províncias da China e da Coreia, pode ser encontrada em farmácias e nas lojas de produtos naturais.

O GINSENG SIBERIANO E SUAS CARACTERÍSTICAS

Esse arbusto é da mesma família (araliáceas) que o ginseng, porém de um gênero botânico diferente.

Nome comum: ginseng siberiano.

Nome botânico: *Eleutherococcus senticosus*.

Partes utilizadas: a raiz e, mais raramente, as folhas.

Origem: Sibéria e Norte da China.

Suas virtudes

- Tonifica o organismo em caso de cansaço e fraqueza, quando a capacidade de trabalho e de concentração diminui ou durante uma convalescença;
- Estimula as defesas imunológicas, combate a fadiga e o estresse, aumenta a memória e o bem-estar geral.

Posologia

Em infusão: deixar infundir entre 2 e 4 g de raiz seca em 150 ml de água fervente.

Tomar uma ou duas xícaras por dia.

Em cápsulas ou comprimidos: tomar entre 0,5 e 4 g de pó de raiz seca por dia, em duas ou três doses.

Recomenda-se, geralmente, respeitar a pausa de uma ou duas semanas a cada seis a 12 semanas.

Contraindicações

A Comissão Europeia recomenda evitar tomar ginseng siberiano em casos de pressão arterial elevada. Essa planta também é desaconselhada para crianças menores de 12 anos e também para mulheres grávidas ou que amamentam.

Enfrentar o estresse das provas

O estresse é, por si só, superdopante; possibilita mobilização de todas as forças do organismo diante do perigo. O coelho corre três vezes mais rápido quando está sendo perseguido por um lobo! O mecanismo é simples: graças à descarga de hormônios liberada no sangue pelas glândulas suprarrenais — cortisona, adrenalina e noradrenalina —, o coração bate mais depressa, propulsionando mais sangue na circulação, os receptores nervosos captam mais energia, todo o corpo

OS PONTOS A SEREM ESTIMULADOS PARA EVITAR O PÂNICO DO ESTRESSE

Todos eles são de fácil acesso, o que traz uma vantagem inegável, porque possibilita repetir a operação várias vezes durante o dia. Para estimular a memória e a concentração e acalmar a ansiedade, é preciso esfregar em espiral e no sentido horário os seguintes pontos, durante um ou dois minutos:

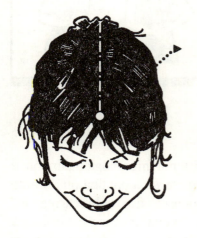

- O ponto "Pátio da mente" (*shenting*), localizado sobre a linha mediana da fronte, logo atrás da linha da raiz do cabelo.

- O ponto "Porta da mente" (*shenmen*), situado na parte interna de cada pulso, sobre a dobra do pulso, na altura do dedo mindinho.

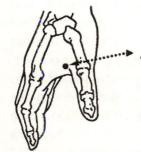

- O ponto "Vale da junção" (*hegu*), em cada uma das mãos, no espaço entre a primeira e a segunda articulações metacarpianas (entre o polegar e o indicador).

MASSAGEM NA BARRIGA

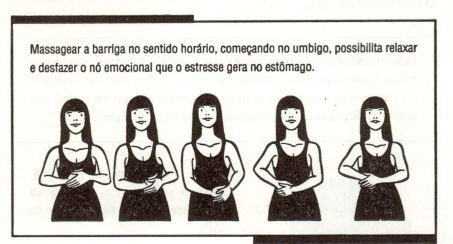

Massagear a barriga no sentido horário, começando no umbigo, possibilita relaxar e desfazer o nó emocional que o estresse gera no estômago.

funciona no desempenho máximo. O sistema imunológico também é estimulado. Nunca ficamos doentes durante uma batalha ou durante uma prova. O perigo vem depois. O organismo fica "sobrecarregado" e esgotado com o trabalho e, depois de eliminar a situação causadora do estresse, as pessoas costumam sentir um baque: fadiga geral ou doença, que surgem no início das férias.

Em compensação, o pânico e o medo neutralizam o lado positivo do estresse. Eles deixam a pessoa sem recursos, diminuindo sua presença de espírito e memória. Os antigos chineses diziam: "O medo enfraquece os rins" — as glândulas suprarrenais não dão mais conta do esforço. Nesse caso, os pontos de acupuntura garantem uma dopagem natural e possibilitam que o corpo dê o máximo de si, mobilizando todas as forças e reservas para realizar o esforço, sem ficar esgotado depois. Eles também impedem que o pânico se instaure. Uma publicação recente comprovou que, na época dos jogos olímpicos, todos os atletas chineses haviam tido acesso a uma "dopagem por acupuntura": uma estimulação fisiológica, benéfica para o organismo, permitida por todas as organizações de saúde.[9] Suas cem medalhas são testemunhas disso.

ALGUNS EXERCÍCIOS

Antiga arte da tradição chinesa, o *qi gong* — *qi*, "energia" e *gong*, "trabalho" — ensina alguns exercícios para recuperar o sangue-frio. A respiração abdominal é a base de tudo. Os chineses diziam que temos dois cérebros: um na cabeça, e outro, na barriga. Atualmente esses postulados empíricos têm uma explicação científica: neuro-hormônios idênticos aos que estão no sistema nervoso central são encontrados nos intestinos.[10] Cada episódio de estresse emocional tensiona os músculos do abdome, e as pequenas contraturas que se acumulam ao longo dos anos impedem a livre circulação dos órgãos e do diafragma. Isso pode provocar um desconforto, bem como problemas digestivos e respiratórios. Para preveni-los, o exercício mais simples é a respiração abdominal, aconselhada em todos os ensinamentos antigos.

Ao inspirar, estufa-se a barriga como uma bola e, ao expirar, esvazia-se o ar, contraindo a barriga até ela "encostar na coluna vertebral". Este exercício possibilita amaciar a parede abdominal e o diafragma, eliminando os efeitos nefastos do estresse.

Para que sejam eficazes é preciso repetir esses movimentos 36 vezes na parte da manhã e 28 vezes à noite (ou seja, muitas vezes!), diariamente. No momento em que sentimos emoções fortes, basta fazer alguns movimentos.

AS VITAMINAS E OS OLIGOELEMENTOS

Para enfrentar todos os esforços que o organismo deve realizar e para suprir o déficit da alimentação desequilibrada, muito frequente nessa faixa etária, é indispensável fazer tratamentos com polivitamínicos e oligoelementos (à venda em farmácias). O enxofre, o magnésio, o silício e o cálcio reforçam o esqueleto.

A ajuda das vitaminas

As vitaminas B e o fósforo auxiliam a concentração e a memorização. Como todas as vitaminas, é melhor ingeri-las na alimentação. No caso das vitaminas B, basta polvilhar levedo (à venda nas lojas de produtos dietéticos) nas saladas ou nos iogurtes. Elas também estão presentes no pão integral. Quanto ao fósforo, acrescente peixe ao seu cardápio uma vez por dia!

Recupere a calma

Alguns chás são propícios nesse sentido: antes de dormir, beba uma decocção de plantas com efeito calmante: camomila, valeriana, passiflora ou erva-cidreira.

Novos hábitos alimentares

Um estudo recente demonstrou que os laticínios e o açúcar favorecem a formação da acne.[11] Este é mais um bom motivo para abandonar os maus costumes alimentares da adolescência.

Além disso, é preciso evitar o déficit de cálcio, que pode prejudicar os ossos. O cálcio está naturalmente presente nos laticínios, mas não é absorvido pelos intestinos, devido ao meio ácido criado pelos conservantes adicionados aos produtos derivados do leite. Portanto, é importante ingeri-lo como complemento alimentar (à venda nas farmácias). Se for acompanhado de silício, os resultados serão ainda melhores, pois este elemento facilita a fixação do cálcio.

OS PONTOS A SEREM ESTIMULADOS PARA REGULARIZAR O APETITE

Massagear esses pontos ajuda a regularizar o apetite, combatendo tanto a falta de apetite quanto as pulsões bulímicas e as tentações de beliscar algo. Esses pontos também são úteis para os casos de queimação no estômago, pois estimulam o funcionamento das enzimas digestivas e regularizam as secreções gástricas.[12]

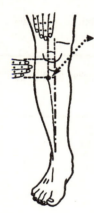

- Os dois pontos simétricos "Três distâncias do pé" ou "Ponto da energia vital" (*zusanli*), situados a quatro dedos de distância abaixo do joelho (onde ficam as pequenas rugosidades da pele) e a um dedo de distância para fora.

- Os dois pontos simétricos "Branco supremo" (*taibai*), que se localizam na lateral do pé, na base do dedão, logo abaixo da articulação proeminente.

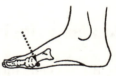

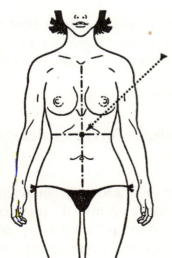

- O ponto "Meio do estômago" (*zhongwan*), que fica na linha mediana do abdome, a meia distância entre o umbigo e o apêndice ósseo, onde termina o esterno, a ser massageado no sentido horário, sempre que sentirmos um pouco de fome.

E para apaziguar e acalmar as emoções que nos levam a comer:
• O ponto "Porta da mente" (*shenmen*), situado na parte interna de cada pulso, sobre a dobra do pulso, na altura do mindinho.

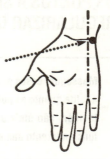

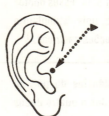

• O famosíssimo "Ponto do apetite" está localizado na orelha, na parte dianteira do lobo, bem no meio do tragus. Estimule-o com a ponta de uma caneta com a maior frequência possível.

> É preciso massagear esses pontos no sentido horário, várias vezes ao dia, durante três minutos.

As plantas indicadas

As tisanas calmantes podem ser um excelente complemento: a camomila e a valeriana acalmam as emoções, a passiflora e a erva cidreira auxiliam na digestão. A argila branca serve como excelente curativo gástrico natural.

Equilibre a flora intestinal para reforçar as defesas imunológicas

Nesse contexto, levando-se em conta a adição de produtos químicos à nossa alimentação (conservantes, agentes de texturização...) e o meio ambiente, é preciso encontrar "antídotos": complementos nutricionais que ajudem o organismo a se proteger dos danos provocados pelas agressões sofridas. Como já observamos, os conservantes industriais levam acidez para as vias digestivas e,

ESCOLHA OS PRODUTOS, PREPARE-OS...

Os produtos químicos (conservantes ou pesticidas) adicionados aos produtos alimentícios modificam as qualidades destes últimos. Os conservantes e pesticidas pulverizados sobre frutas ou legumes são nocivos ao sistema imunológico. Para eliminá-los do organismo o corpo libera anticorpos, mas se há uma quantidade excessiva, eles se voltam contra nossos próprios tecidos, considerando-os corpos estranhos. Por isso, atualmente vemos o aumento das doenças autoimunes e dos problemas de tireoide (veja nas páginas 137 e 157). Já que, por motivos de ordem prática e econômica, não é possível consumir apenas produtos orgânicos, dou os seguintes conselhos: descasque sempre que possível as frutas e os legumes. Quando isso não for possível, lave-os cuidadosamente. Para remover essas substâncias, não confie no cozimento por meio de fervura. Claro que os pesticidas desaparecerão na água do cozimento, mas as vitaminas seguirão pelo mesmo caminho!

com isso, prejudicam a flora intestinal. Portanto, é preciso absorver "antídotos", isto é, complementos alimentares capazes de restaurar a flora intestinal. Não há nada melhor que tratamentos à base de vitaminas e de probióticos em cápsulas para restaurar as defesas imunológicas comprometidas pela vida moderna.

Cistites e micoses

As plantas indicadas

O grande responsável pela cistite é, em geral, um colibacilo (seu nome é revelador: "coli", pois se localiza no cólon). Para evitar recaídas, antes de tudo, comece a tomar probióticos para reconstituir a flora intestinal, conforme vimos anteriormente.

Em caso de crise aguda de cistite, não se deve tomar nenhum remédio sem prescrição médica. O médico solicitará um exame de urina e um antibiograma, exames que possibilitarão determinar qual é o germe e qual antibiótico deve-se tomar.

É bem interessante pedir, como complemento, um aromatograma. Esse exame é feito por laboratórios de análises clínicas mediante pedido médico. É o equivalente, em termos de fitoterapia, ao antibiograma, e possibilita determinar a quais plantas os germes são sensíveis. Depois que a crise tiver sido contornada, com o uso dos antibióticos, pode-se prosseguir com um tratamento à base de óleos essenciais.

O QUE SÃO OS PROBIÓTICOS?

O sistema digestivo é povoado pela flora intestinal, essencial para uma boa digestão, para sintetizar certas vitaminas (a K e a B12) e para garantir a defesa do organismo (três quartos das células imunológicas estão no intestino) contra os vírus, os micróbios e os produtos tóxicos. De fato, é a flora intestinal que produz as imunoglobulinas A, que recobrem a mucosa das vias digestivas, bem como a das vias respiratórias, e servem de barreira contra todos os fatores infecciosos ou tóxicos que estão no ar ou nos alimentos. Uma falha na flora intestinal frequentemente dá origem à baixa das defesas imunológicas, a infecções respiratórias reincidentes e, também, a infecções digestivas e urinárias. Sabe-se há pouco tempo que os probióticos, pequenas bactérias presentes nos alimentos fermentados, são capazes, justamente, de reforçar essa flora intestinal.

Normalmente, esses probióticos deveriam ser encontrados nos iogurtes e em todos os laticínios fermentados. Contudo, hoje em dia, na medida em que esses produtos são industrializados e transformados para melhor conservação, os probióticos desapareceram. Onde podem ser encontrados? Tanto no leite e nos iogurtes fermentados frescos e naturais,quanto nos complementos alimentares.

A dose correta: toda manhã, tomar uma cápsula (à venda nas lojas de produtos dietéticos e nas farmácias).

Na ausência do aromatograma, há a seguinte solução: de manhã e à noite tome duas ou três gotas de óleo essencial de canela da China ou do Ceilão, ambas poderosos bactericidas, dissolvidas em um copo grande de água morna.

Em todos os casos, recomenda-se submeter seu companheiro ao mesmo tratamento. Isso evitará que os micróbios passem para a outra pessoa!

ÁGUA E AR PUROS

Os tecidos do nosso corpo são constituídos de 90% de água. O organismo utiliza essas reservas de água dia e noite, independentemente de estar em repouso ou fazendo esforço. Esse consumo aumenta com o calor do meio ambiente ou em caso de febre, e também quando fazemos esforços físicos. A água é utilizada pelo metabolismo, e essas perdas podem ocorrer através da transpiração ou da respiração (o ar expirado contém 10% de água), da urina ou das evacuações intestinais. É importante compensá-las ao longo do dia para ter hidratação suficiente. Hoje em dia ouvimos isso quase em toda parte, porém nem sempre tomamos as providências necessárias... Considera-se que é preciso beber o equivalente ao seu peso dividido por 35. Caso uma pessoa pese 70 kg, será necessário beber 2 litros de água por dia.

Todas as águas minerais são boas, desde que se mude de marca com certa frequência. A água de nascente, que é pobre em minerais, também é perfeita. Contudo, é melhor evitar beber água de torneira, pois contém metais pesados, acusados de desempenhar um papel ativo principalmente no câncer dos rins, mas também no câncer de pulmão, de tireoide e de fígado.

Para não ter que carregar garrafas de água, é possível contar com um dispositivo muito simples e que se adapta a todas as torneiras: um sistema de filtros (este tipo de dispositivo pode ser encontrado nas lojas de eletrodomésticos ou nas lojas de produtos naturais) que protege dos metais pesados contidos na água da cidade grande. Assim, é possível beber água pura o dia inteiro, e, ainda, utilizá-la para fazer café e chá. Quanto ao ar, infelizmente, nem sempre é fácil evitar a poluição, ainda mais quem mora em centros urbanos. Pode-se restringir esses problemas ao arejar o apartamento bem cedo de manhã e ao tomar cuidado com a poluição interior (pinturas de má qualidade, utilização de produtos de limpeza fortes demais...).

O oxicoco

Ingerir uma grande quantidade de líquido possibilita a eliminação dos germes. Pode beber água, mas também suco de oxicoco. As americanas consomem há muito essas pequenas frutinhas vermelhas (*cranberries*, em inglês), de sabor acidulado, para evitar infecções urinárias. Na França, começaram a descobri-las recentemente.

Já faz alguns anos que o oxicoco é importado, e a Agência de Segurança Sanitária Alimentar acabou de reconhecer suas virtudes. O suco de oxicoco pode ser facilmente encontrado em lojas de departamentos, em grandes mercearias e em todas as lojas de produtos dietéticos.

Evite as recaídas

Em caso de cistites recorrentes, é preciso submeter-se durante dois ou três meses por ano a um tratamento com extrato de uva-ursina, de esteva ou de manjerona (duas gotas em um copo de água), que têm efeito bactericida, além de se tratar com probióticos. Como alternativa, pode-se usar algumas gotas de *Melaleuca*, uma planta eficaz até para as infecções vaginais. Todas essas plantas estão à venda nas lojas de ervas.

As micoses

As micoses vaginais são frequentes. Como já vimos, nosso estilo de vida e nossa alimentação "acidificam" o organismo. E um ambiente ácido demais favorece a proliferação dos germes e, particularmente, dos fungos. Essa afecção não é grave, porém deve ser tratada com pressa. É preciso consultar um médico que indicará um tratamento local, tanto para a mulher quanto para o parceiro.

Para evitar as recaídas, é necessário restabelecer o pH da flora vaginal. Basta adicionar duas colheres de sopa de bicarbonato de sódio (à venda nas farmácias e nos supermercados) na água do banho: o bicarbonato reduz a acidez da flora vaginal e as micoses não proliferam em ambientes sem acidez.

Problemas na menstruação

A alimentação

A síndrome pré-menstrual está ligada a uma hiperestrogenia na segunda parte do ciclo, o que ocorre por causa da eliminação deficiente dos estrogênios pelo fígado. Por este motivo, a solução do problema também passa pela facilitação do trabalho desse órgão durante a segunda parte do ciclo; trata-se de consumir pouco ál-

ANGELICA SINENSIS E SUAS CARACTERÍSTICAS

Frequentemente denominada de "ginseng da mulher", por causa de sua tonicidade.

Nome comum: Angélica chinesa.

Nome botânico: *Angelica sinensis*.

Parte utilizada: a raiz.

Origem: China, Coreia e Japão.

Suas virtudes:

• Atenua os distúrbios pré-menstruais e menstruais;

• Alivia os espasmos uterinos;

• Melhora a circulação do sangue nos ovários e no útero.

Posologia

A planta raramente é usada sozinha. Está presente nas preparações vendidas nas lojas de produtos naturais.

Dosagem

Uma cápsula por dia.

Contraindicações

Como essa planta possui efeito estrogênico, ela não é recomendada às pacientes que já tenham tido câncer de mama.

cool, menos café, menos gorduras. Uma alimentação leve facilita a digestão e apresenta efeitos quase imediatos no funcionamento do fígado.

A planta indicada

Os chineses e os japoneses utilizam a angélica chinesa para tratar vários distúrbios femininos. A farmacopeia ocidental só a descobriu mais recentemente. Essa planta, que contém um pouco de fito-estrogênios, normaliza o ciclo menstrual, contribui para a gravidez e reduz as tensões nos rins.

Os oligoelementos que levantam o moral

O lítio e o magnésio em Oligosol (pequenas ampolas) melhoram o humor quando ingeridos duas vezes por dia nos últimos 15 dias do ciclo. É possível acrescentar a isto, sempre na segunda parte do ciclo, progestativos naturais como a onagra ou o inhame (uma cápsula por dia). Nos casos de hiperemotividade, que se traduz, por exemplo, por lágrimas que escorrem rapidamente pelos olhos, é possível alternar a ingestão desses oligoelementos com um tratamento de ômega 3, sobre o qual se cogita seriamente que tenha um efeito antidepressivo.[13]

Fluxos intensos demais

A maior parte dos fatores de coagulação do sangue é secretada pelo fígado. Portanto, recomenda-se a mesma alimentação leve durante a segunda parte do ciclo. As regras hemorrágicas favorecem a perda do ferro sanguíneo, que traz como consequência riscos de anemia e de fadiga. Num período em que as mulheres já se queixam da sensação de esgotamento, não basta tomar um suplemento de ferro para resolver o problema, inclusive porque o ferro pode causar dores de barriga e prisão de ventre. E, sobretudo, quando

OS PONTOS A SEREM ESTIMULADOS PARA COMBATER OS PROBLEMAS NA MENSTRUAÇÃO

> Cólicas, dores de cabeça, seios doloridos, vontade de chorar, hiperemotividade antes ou durante a menstruação...

- O ponto "Porta do Qi original" (*guanyuan*), logo acima da linha mediana do baixo-ventre, a quatro dedos de distância abaixo do umbigo.

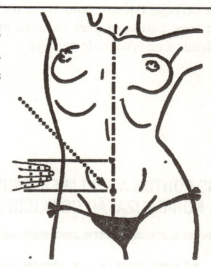

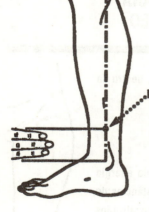

- De manhã e à noite, aqueça os dois pontos simétricos "Cruzamento dos três *yin*" (*sanyinjiao*), na parte interna da canela, à distância de três dedos acima do ponto mais proeminente do maléolo interno.

- O ponto "Vale da junção" (*hegu*), sobre cada uma das mãos, no espaço entre a primeira e a segunda articulações metacarpianas (entre o polegar e o indicador).

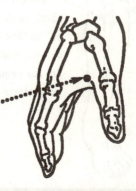

tomado sozinho, ele é diretamente eliminado pelos intestinos. É preciso observar que apenas 10% do ferro alimentar (contido na morcela, no fígado, no cheiro-verde, nas maças verdes...) efetivamente passa para o sangue. E isto porque, para ser absorvido pelas células sanguíneas, ele precisa de vitamina B12. A solução para se beneficiar das vantagens do ferro consiste em tomar um coquetel completo de vitaminas B, como o contido naturalmente no levedo de cerveja. Por exemplo, tome todos os dias uma cápsula de ferro (menos agressiva para os intestinos que os comprimidos) e três cápsulas de levedo de cerveja.

OS PONTOS A SEREM ESTIMULADOS PARA A NORMALIZAÇÃO DO FLUXO SANGUÍNEO

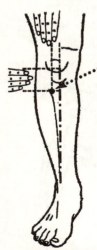

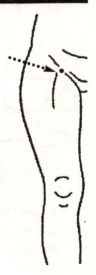

- O ponto "Porta da coxa" (*biguan*), no alto da coxa, dentro da cavidade dos dois lados do púbis.

- Também há os pontos de estimulação da energia geral: os dois pontos simétricos "Três distâncias do pé" ou "Ponto da energia vital" (*zusanli*), localizados a quatro dedos de distância abaixo do joelho (bem no fim das pequenas rugosidades da pele) e a um dedo de distância em direção ao lado de fora.

OS PONTOS A SEREM ESTIMULADOS PARA REGULARIZAR O FUNDO HORMONAL

Conforme já observamos, os desequilíbrios dos hormônios sexuais trazem muitas consequências para o corpo. Massageie esses pontos no sentido horário durante dois ou três minutos, de preferência todos os dias.

- Os dois pontos simétricos "Cruzamento dos três *yin*" (*sanyinjiao*), na parte interna da canela, à distância de três dedos acima do ponto mais proeminente do maléolo interno.

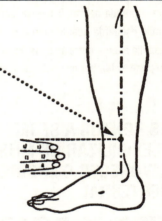

- O ponto "Cem encontros" (*baihui*), por agir diretamente sobre a hipófise, estimula a regulação central do funcionamento das glândulas sexuais e reequilibra as secreções hormonais. Fica situado no topo do crânio, bem no meio da linha que liga o topo das orelhas.
Aqueça esse ponto preferencialmente todos os dias e durante vários meses.

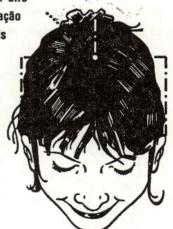

Dores nas costas

DUAS PRECAUÇÕES A SEREM TOMADAS

Trabalhar no computador é frequentemente uma fonte de dores, por causa da má postura. Aprenda a usar o mouse tanto com a mão esquerda quanto com a direita, e a cada dia alterne entre as duas. Esse exercício pode evitar, por exemplo, uma tendinite no cotovelo ou no ombro. Outra fonte de dores: as bolsas que carregamos por toda parte e nas quais costumamos guardar coisas demais. Para poupar as costas, a bolsa não deveria pesar mais que 2 quilos.

OS PONTOS A SEREM ESTIMULADOS PARA FLEXIBILIZAR OS MÚSCULOS DAS COSTAS E FAVORECER O ENDIREITAMENTO DA COLUNA VERTEBRAL

- Os dois pontos simétricos "Riacho maior" (*taixi*), situados sobre a parte interna do tornozelo, dentro da curva logo atrás da proeminência do maléolo interno.

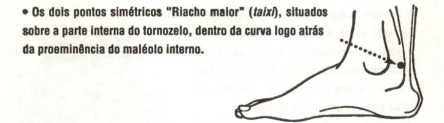

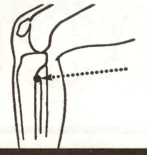

- Os dois pontos "Manancial da colina ensolarada" (*yinlingquan*), a serem massageados na parte interna da perna, um pouco abaixo do joelho, dentro da cavidade entre a cabeça da tíbia e o músculo da panturrilha.

Não esqueça

Entre os 20 e os 30 anos, a vida é intensa: grandes mudanças ocorrem, tanto biológicas quanto físicas, e também no cotidiano. E isso é algo positivo, pois temos a energia necessária para enfrentar tudo. Embora, algumas vezes, tenhamos a impressão de estar em uma "montanha-russa" (num dia, nos sentimos capazes de escalar montanhas e, no seguinte, estamos esgotadas), estamos no auge da forma física. É preciso simplesmente tomar o cuidado de resolver os pequenos distúrbios hormonais suscetíveis de causar cansaço e começar a adotar bons hábitos alimentares, para evitar todos os tipos de infecções e preservar energia.

BONS HÁBITOS

De manhã, tome:

• Um comprimido de ginseng siberiano;

• Uma cápsula de vitamina E (mês sim, mês não);

• Um comprimido de probióticos.

E coma muitas frutas e legumes.

De 30 a 40 anos
A idade da realização

Trinta anos é a idade boa, a da realização.

Aos 30 anos, nós nos sentimos no auge da forma. As dúvidas e os desencontros da juventude ficaram para trás. As escolhas (corretas) foram feitas. Independentemente de estar casadas ou não, nos conhecemos melhor, sabemos o que queremos. É o período em que temos vontade de construir, talvez de ter um filho, caso isso já não tenha sido feito.

Profissionalmente, assumimos mais responsabilidades. A experiência, combinada com a energia, faz milagres. E, mesmo que o ritmo de trabalho seja puxado, isso não nos impede de sair, de crescermos, de curtir os amigos... Estamos aproveitando. Levando uma vida agitada, exaltante, cheia.

Do ponto de vista biológico, os transtornos do decênio precedente estão resolvidos. Normalmente, os hormônios estão equilibrados.

Mas é preciso ter em mente uma coisa fundamental: uma maratona está se iniciando, e não uma corrida de curta distância! Temos que preservar o fôlego.

A partir dos 30 anos, é necessário começar a ter hábitos saudáveis para conservar seu corpo. O bom funcionamento do organismo vai ser uma garantia de liberdade: então poderemos empreender aquilo que temos vontade de fazer.

MONITORAR

- a fadiga;
- a insônia;
- o estresse ligado aos males;
- as enxaquecas;
- as alergias.

Dois pontos exigem a maior vigilância possível: os pequenos transtornos ligados ao excesso de trabalho e ao estresse — fadiga, enxaquecas, as primeiras dores cervicais — e os possíveis desequilíbrios da vida hormonal, que podem se manifestar por meio de perturbações do ciclo ou, talvez, na dificuldade de conceber o primeiro filho. Felizmente, existem soluções simples para evitar ou corrigir esses problemas.

O objetivo é conservar ou restaurar as forças vitais para aproveitar ao máximo esse período feliz da vida.

Aos 30 anos, estamos no auge de nossas capacidades, mas é preciso prestar atenção para não exagerar. Dependendo da herança familiar, do "fundo", como dizem os acupunturistas, é possível desenvolvermos determinados problemas.

O estresse crônico

O estresse é o primeiro desses problemas, que acaba condicionando vários outros.

A família, a vida de casal, o trabalho, o lazer... Em uma sociedade que nos induz a levar a sério todas as atividades, qualquer coisa parece válida para "aguentar o tranco". O estresse, sob esse ponto de vista, é um motor maravilhoso que nos empurra para a frente. Ele instiga, ajuda a se superar... até certo ponto — isto é, até os nossos limites. E isto porque o estresse em excesso também pode se transformar em um vampiro que suga energias. Os pequenos adiamentos, os constrangimentos hierárquicos, as inquietações ou as angústias ligadas às eventualidades da vida profissional e pessoal, em resumo, as contrariedades, sejam grandes ou pequenas, quando se repetem, corroem o sistema nervoso e esgotam as defesas. Um organismo solicitado de forma exagerada acaba sucumbindo, as defesas imunológicas desmoronam, e a moral também.

Não somos vulneráveis ao estresse na mesma medida. Algumas pessoas são mais frágeis que outras. A confiança nos próprios recursos, a capacidade de ver o lado positivo das coisas e de encontrar resolução diante das agressões desempenham um papel mensurável. Contudo, todas nós podemos aprender e usar estratégias eficazes. Na verdade, existem meios para se proteger e resistir melhor às sobrecargas psicológicas ou físicas.

A VIDA A MIL POR HORA

Nunca deixei de tratar as pessoas. O hospital, os pacientes, é o que me interessa. Imagino que isso é o que as pessoas chamam de vocação! Entretanto, bem no início da minha carreira na França, eu não podia exercer a profissão de médica, porque ainda não tinha conseguido todos os meus diplomas franceses. Então, escolhi trabalhar no laboratório de análises clínicas de um hospital. Eu estava no turno da noite, na emergência. A cada noite, analisávamos cerca de cinquenta amostras de sangue e a mesma quantidade de amostras de urina. Era preciso ser rápida, cuidadosa e exata, porque "uma vida humana dependia disso", como frisavam meus professores. De manhãzinha, assim que a equipe do dia chegava, eu ia de carro para um laboratório universitário, do outro lado da cidade, para continuar minha pesquisa sobre os opioides internos e as células cancerosas. Eu queria saber se os opioides internos que são estimulados pela acupuntura podiam interferir nas nossas defesas para ajudá-las a combater a proliferação das células tumorais. Enfim, eu emendava um trabalho no outro, sem nem sequer tirar um cochilo de uma hora. Para estimular meu estado

de alerta, espetava rapidamente cinco agulhas no topo da cabeça, em torno do ponto "Cem encontros", e pronto, eu me sentava ao volante do carro. Até que, um dia, a polícia me parou porque eu havia furado um sinal amarelo. Ser parada pela polícia, para uma russa, significava correr o risco de ser mandada para o gulag! Fiquei aterrorizada, o medo me deixou de olhos arregalados, como dizem em minha terra. Mas quando o policial pediu meus documentos, reparei que os olhos dele ficaram ainda mais arregalados que os meus. Por causa do espanto, evidentemènte, de me ver daquele jeito, com o cabelo desgrenhado, com cinco agulhas espetadas verticalmente no topo da cabeça! Ele deve ter pensado que eu era faquir, marciana, uma bruxa, uma louca! "Na realidade, sou médica acupunturista", expliquei, dando por alto vários detalhes sobre minha prática. Como bônus, diagnostiquei sua saúde, tomando como base o pavilhão da orelha dele. Acertei em cheio, detectando até a fratura no joelho de dez anos antes. Espantado, atordoado e, assim espero, convertido para sempre à minha arte, ele me deixou ir embora sem multa. O ponto "Cem encontros" me livrara dessa!

O estresse tem implicações em áreas tão distintas quanto o sono, a digestão, a vulnerabilidade diante dos ataques microbianos e o desenvolvimento de alergias.

Um sono ruim

Não há equilíbrio físico ou psicológico sem um bom sono. À noite, os neurônios se recarregam para garantir a energia, a memória e a concentração de que precisamos durante o dia. Uma noite de sete horas deve bastar para a recuperação, a não ser que a pessoa seja uma rara exceção, como Einstein ou Napoleão, que tinham um sono de tão boa qualidade que precisavam apenas de quatro horas de descanso. Por outro lado, deve-se lembrar que dormir muito, como dez horas por noite, não é sinal de saúde. As pessoas que dormem demais sofrem com má qualidade de sono, interrompido por múltiplos microdespertamentos noturnos. Dormir bem é ter um sono suficiente em duração, mas também de boa qualidade.

Para tanto é importante cuidar especialmente do sono. Atenção, a melatonina, o maestro da orquestra da maravilhosa mecânica do sono, o hormônio que dá o tom e indica que está na hora de dormir, só é secretado pela hipófise antes das 11 horas da noite. E a duração é de apenas três segundos! É evidente que, depois desse *"pulso"*, fica muito mais difícil dormir com tranquilidade. Felizmente, tirar o máximo proveito do sono é uma arte que pode ser aprendida. É inútil criar rituais muito complicados, preparar-se para o sono implica ter regras elementares de higiene de vida: dormir em um lugar calmo, em um quarto com temperatura agradável...

O estresse pode impedir esse sono, ou até causar despertares noturnos. O cansaço resultante vai gerar um círculo vicioso...

A IDADE DO PRIMEIRO BALANÇO

É o momento de fazer um primeiro check-up completo: colesterol, triglicerídeos, açúcar, ferro, dosagem de hormônios da tireoide e a primeira mamografia — principalmente quem toma hormônios anticoncepcionais ou tem ascendentes diretos ou indiretos (mãe, tia, irmã) que tenham sido diagnosticados com essa doença. Isso, sem esquecer o exame de Papanicolaou, uma vez por ano. Também aconselho fazer uma colonoscopia aos 40 anos, quando houver casos de câncer do aparelho digestivo na família.

O cansaço

Aos 20 anos, as capacidades de recuperação eram quase ilimitadas. Depois de virar a noite na farra, emendava-se logo cedo, de manhã, com a jornada de trabalho, sem problemas. Lembro muito bem que, antes dos 30 anos, os plantões noturnos se sucediam sem deixar o menor sinal de cansaço. Bastavam algumas horas de sono e lá ia eu de novo! A partir dos 30 anos, as coisas mudam. É normal se perguntar, de vez em quando, como fazer para aguentar o ritmo que a vida nos impõe. Quando nos sentimos cansados, devemos nos lembrar do provérbio chinês: "É inútil castigar o cavalo cansado, ele não galopará mais rapidamente. Mais vale alimentá-lo." O cansaço é um sintoma de esgotamento nervoso, mental e físico. O único remédio eficaz é recarregar as baterias.

Existem diversas manifestações de cansaço, que também possuem diferentes significados.

Quando nos sentimos esgotados já de manhã, antes mesmo de ter feito qualquer esforço, é preciso consultar um médico, que vai descobrir a origem do cansaço.

Um desequilíbrio hormonal pode provocar uma sensação de esgotamento antes da menstruação. Enxaquecas recorrentes, dores de barriga e todas as dores crônicas também mobilizam o organismo. Nesse caso, o cansaço é um sinal de alerta, um pouco como os mostradores no painel de um automóvel com motor desregulado.

Basta fazer alguns reparos para evitar o superaquecimento. Quando a causa tiver sido tratada, o cansaço vai desaparecer.

É evidente que só podemos tratar sozinhas do esgotamento — com o auxílio de plantas, de pontos de acupuntura e cuidando de nossa higiene de vida — quando ele tiver relação com uma sobrecarga de atividades. O objetivo, então, é aumentar a capacidade de resistência, como se fôssemos atletas de alto nível que devem ter um reforço suplementar durante os treinos e a competição.

As dores de cabeça

As dores de cabeça (como a enxaqueca, por exemplo) são muito frequentes nas mulheres jovens. As crises podem assumir diversas formas, sendo que cada uma é sinal de um distúrbio específico. Estamos falando aqui, evidentemente, apenas das dores de cabeça funcionais, e não das anatômicas, que podem ser causadas por um tumor.

As causas funcionais são várias:

- Certas dores de cabeça estão estritamente ligadas ao ciclo menstrual, e assinalam um distúrbio hormonal;
- O mau funcionamento do fígado e da vesícula biliar (que pode ter o estresse como causa) também pode causar dores de cabeça. A bile, viscosa demais, provoca espasmos nos vasos. Nesse caso, a dor é frequentemente oftálmica;
- A artrose cervical, ao provocar a circulação irregular do sangue no cérebro, causa dores situadas, geralmente, na parte posterior do crânio;
- A pressão alta, ou baixa demais, também provoca os mesmos efeitos;
- Por fim, problemas oftálmicos como os glaucomas (pressão sanguínea exageradamente alta no olho, que deteriora o nervo óptico) não devem ser descartados.

Para combater com eficácia esses males é preciso ser capaz de delimitá-los e compreendê-los. Aos poucos, vamos aprendendo a nos conhecer e a prevenir esses distúrbios. Como os chineses costumavam dizer: "Um médico ruim enxerga os sintomas e os alivia, um bom médico encontra a causa da doença e a cura e um excelente médico descobre as fragilidades do organismo e previne a doença."

A pele

Os radicais livres são os inimigos da beleza. Produzidos pela energia das células, que precisam de oxigênio para funcionar, são resíduos que sobrecarregam todo o organismo e favorecem o envelhecimento. Ajudar o organismo a eliminar esses resíduos é primordial para preparar o futuro. Tenho o costume de dizer que uma mulher que desde a mais tenra idade cuidou da pele e das defesas imunológicas, não precisará considerar o uso de Botox ou colágeno quando chegar aos 50 anos!

Espelho meu, espelho meu... A pele é jovem e bela, e mesmo assim ficamos à espreita das primeiras rugas, aproximando-nos do espelho, que não deixa passar nada, com os olhos arregalados... Decididamente, somos todas iguais! E de tanto procurar, acabamos encontrando pequenas dobras: o início das rugas. A origem delas é o afinamento da derme e o ligeiro relaxamento dos músculos sob a pele, que a esticam como esticamos a roupa para passá-la. Para estimular a flexibilidade e a elasticidade dos músculos — tensionando a pele —, a massagem dos pontos de acupuntura locais é muito eficaz. As crianças não têm rugas porque seus músculos são flexíveis. Graças aos pontos de acupuntura, as imperatrizes chinesas não tinham rugas, mesmo em idade muito avançada, enquanto as mulheres do povo eram enrugadas feito maracujás de gaveta.

Quanto às espinhas, normalmente o problema já deve estar resolvido. Com a produção de hormônios regulada, a pele deve estar resplandecente. Se isso não ocorrer, é imprescindível fazer um balanço hormonal.

Sinusites, rinites, alergias e eczema

Não devemos esquecer que a pele, a exemplo dos pulmões, tem permanente relação com o ambiente. Como a pele e as vias respiratórias pertencem ao mesmo meridiano e representam duas barreiras contra as agressões exteriores, elas podem estar sensíveis às mesmas causas, porém se manifestando de formas diferentes. Portanto, é possível estabelecer uma relação entre as manifestações alérgicas da pele, como o eczema, por exemplo, e os distúrbios na esfera otorrinolaringológica, como as sinusites recorrentes ou, ainda, as rinites, bronquites e até mesmo a asma.

Os chineses costumavam dizer: "Os intestinos protegem os pulmões." A flora intestinal tem um papel fundamental na eficácia do sistema imunológico. Quando ela está mal, são nossas defesas que padecem.

O estresse favorece indiretamente as alergias. Ele excita a vesícula biliar por meio do nervo vago, a via nervosa mais longa, que parte do tronco cerebral e desce até o coração (daí vêm as palpitações no momento de estresse), e termina na altura das vias biliares. O problema é que a bile abundante e ácida demais destrói a flora intestinal. As alergias provenientes daí estão ligadas ao fato de que a flora intestinal, quando funciona normalmente, destrói os agentes alérgenos ocultos nos alimentos e não permite que eles penetrem no circuito sanguíneo por meio das paredes dos intestinos. Contudo, se ela falhar, aparecem placas, vermelhidões e outras manifestações alérgicas, como as lesões do eczema cutâneo.

Isto certamente explica o motivo pelo qual, considerando as condições da nossa vida moderna, as alergias explodiram. Os adultos que sofrem de eczema frequentemente padeceram disso quando crianças. As placas e as coceiras reaparecem decorrentes de uma separação, excesso de trabalho, mudança de casa. Ou por causa de um chefe exigente demais!

Trabalhos científicos demonstraram que há nítida melhora dos fatores imunológicos depois de emoções positivas, como um carinho ou o ato de amamentar seu bebê.[1]

Mas outros fatores também devem ser considerados.

A poluição, por exemplo. A maioria de nós mora ou trabalha em cidades com ar saturado de partículas extremamente agressivas. Isso fragiliza as mucosas e as torna mais sensíveis à menor agressão microbiana.

A alimentação também deve ser levada em conta. Adotamos o costume de ingerir muitos laticínios porque, quando éramos crianças, sempre diziam que o leite era "bom para o crescimento" (ver Capítulo "De 20 a 30 anos"). Porém, hoje em dia, os derivados do leite já não têm várias das qualidades que possuíam antigamente. Seu modo de conservação os torna ácidos demais, o que destrói a flora intestinal e favorece a inflamação das mucosas.

Conselhos práticos

Vitamina E, desde sempre e para sempre

Os radicais livres devem ser combatidos tão logo seja possível. Como já observamos, ao estorvarem o organismo, eles favorecem o envelhecimento.

Conhecemos a vitamina E aos 20 anos, quando aconselhei tomá-la como complemento diário. Deve-se continuar a fazê-lo neste momento. A vitamina E, na casa dos 30 anos, é o segredo da juventude.

Não apenas sua ação antioxidante é extremamente poderosa, como também impede que outros antioxidantes mais frágeis, como o ômega 3 ou o selênio, sejam destruídos depressa. Ao assegurar-lhes uma vida mais longa, possibilita que ajam em sinergia com ela, para aumentar sua eficácia.

Além disso, estimula os ovários e a produção de hormônios femininos, estrogênios e progesterona. Ela favorece a ovulação, a fecundação e a implantação do óvulo. E ainda serve como um maravilhoso creme de tratamento.

A qualidade e a beleza da pele e do cabelo dependem, também, do ciclo hormonal. Quando os níveis de hormônios estão desequilibrados, a pele fica seca e rugosa e o cabelo, quebradiço.

Como já mencionamos, diversos trabalhos científicos comprovaram que a ingestão de vitamina E protege do câncer de mama, previne cataratas, o desenvolvimento das artroses e das doenças cardiovasculares, normaliza o metabolismo dos lipídios e o funcionamento do fígado, ajuda a eliminar o colesterol e até melhora o controle das doenças crônicas, como o diabetes.[2]

Deve-se optar pelo óleo de aráquides, repleto de vitamina E — é, inclusive, por este motivo, que costumo chamá-lo de "óleo das mulheres". E também deve-se aumentar a porção de peixes gordos, como atum, salmão, cavala e sardinhas, que ainda contêm ômega 3.

Claro que, como a alimentação industrializada não permite encontrar toda a porção necessária, é aconselhável suplementá-la com 125 a 200 mg por dia, em meses alternados. O ideal é tomar diariamente um coquetel polivitamínico com vitamina A, vitamina C, selênio e ômega 3.

A MASSAGEM DOS SEIOS

Massageie seus seios para que a linfa circule. Na China, os taoístas já tinham o costume de dizer: "A partir dos 13 anos, as meninas devem massagear os seios diariamente, através da seda. Trinta e seis vezes para fora, 28 vezes para dentro." Sem dúvida, 36 é um número mágico. Mas vamos nos contentar em dizer numerosas vezes. É um hábito fácil de adotar, no banho ou ao passar hidratante. Em pouco tempo os seios ficarão menos tensos e doloridos antes da menstruação. Desse modo, também ficarão preparados para a lactação.

Uma pele bonita

As receitas de antigamente para cuidar da pele estão voltando à moda. Isso me traz belas lembranças.

Antigamente, na Rússia, as babuskas recomendavam às mulheres jovens: "Quando você preparar a salada russa, passe cada um dos ingredientes na pele: o azeite, o kefir,* o queijo branco, a casca do picles..."

Até mesmo minha mãe, que era cientista, não abdicava desses princípios, e misturava de bom grado os rituais de beleza e a arte culinária. No fim do inverno, quando sua pele estava ressecada por causa do rigoroso frio de Leningrado, ela ia frequentemente ao mercado para abastecer-se de grandes picles primaveris, daqueles da

---

* [*N. da T.*] Kefir é uma bebida pouco alcoólica, feita de leite de vaca ou de cabra ligeiramente fermentado.

mesma família dos pepinos. Ela dividia as compras em duas partes: uma para a salada e outra para o rosto. Ela cortava os picles em rodelas finas e confeccionava uma máscara que colocava no rosto para hidratar a pele, segundo ela. Será que foi graças aos picles russos que, até hoje, com 72 anos, ela ainda não tem sequer uma ruga? Talvez...

AS TRÊS MÁSCARAS DE BELEZA DAS BABUSKAS

À base de pepino

Descasque algumas fatias de pepino, amasse-as (ou rale-as), acrescente uma colher de café de óleo de amêndoas doces e umas dez gotas de suco de limão. Aplique sobre o rosto e no pescoço. Deite-se durante 20 minutos. Limpe a máscara com um algodão umedecido com leite de rosas. Depois, passe seu creme habitual.

À base de ovo e aveia

Bata uma gema de ovo com duas colheres de café de aveia, até obter uma massa bem homogênea. Passe no rosto, deite-se por 20 minutos, e, então, enxágue com água morna. Depois, passe seu creme habitual.

À base de ovo, azeite de oliva e limão

Bata uma gema de ovo, o suco de meio limão e uma colher de café de azeite de oliva. Passe no rosto, deite-se por 20 minutos, e, então, enxágue com água morna. Depois passe seu creme habitual. Esta máscara é recomendável para peles oleosas.

DEVE-SE ADOTAR A COSMÉTICA NATURAL?

Um dos meus velhos professores sempre me dizia: "Não passe nada em sua pele que você não possa engolir."

Por causa desse princípio me tornei uma adepta incondicional da cosmética natural.

Assim, evita-se sobrecarregar o organismo com conservantes, que já estão presentes em vários alimentos. Mas isso não significa que os cosméticos naturais devam ser ingeridos.

Cremes mais nutritivos para a pele

O ligeiro relaxamento dos músculos sob a pele e o afinamento da derme têm, portanto, origem nessas pequenas dobras, primórdios das rugas. Para enfrentar essa situação não podemos esquecer que a epiderme, com o passar dos anos, simplesmente ficou mais gananciosa. Não se deve recusar-lhe os alimentos que ela precisa! Escolha um creme um pouco mais rico em substâncias constituintes da pele, como a elastina ou o colágeno.

Levedo para o cabelo

Frequentemente, as mulheres sofrem com falta de vitaminas B, indispensáveis à pele e ao cabelo. A melhor fonte dessa vitamina é o levedo de cerveja. Recomendo tomar três cápsulas ou comprimidos por dia na primavera. É durante essa estação que trocamos de pele, como as serpentes: as células velhas descamam e as camadas da epiderme se renovam. É também na primavera que o cabelo cai, pois sofremos com a carência de vitaminas depois de um inverno escasso de frutas e legumes.

Sol para o moral

Contrariamente a muitas pessoas, acredito nas virtudes do sol, e jamais vou aconselhar que se protejam dele de qualquer maneira. Uma semente não pode germinar sem luz, e nós também não podemos desabrochar sem ela. Em sua ausência, ficamos melancólicas. O cansaço e a depressão tomam conta de nós. Então, é preciso aproveitar até o mínimo raio. É excelente para o moral, mas também para os ossos. O sol permite à pele sintetizar a vitamina D, indispensável para a fixação do cálcio nos ossos.

Portanto, saia, caminhe sob o sol, fique no terraço. O essencial é, evidentemente, não provocar queimaduras na pele. Não se expor durante as horas mais quentes e usar protetor solar ou roupas com proteção UV quando o sol está alto são regras que fazem parte do bê-á-bá.

Praticar esporte sempre...

Não custa repetir: é preciso se mexer!

Na casa dos 30 anos, estamos em plena posse das nossas forças físicas e da nossa energia. Podemos praticar qualquer esporte. Por outro lado, o Power Plate deve ser usado com precaução. Esse equipamento se propõe a remodelar a silhueta por meio de vibrações para contrair os músculos. Acontece que muitas mulheres, depois de sessões nessa máquina, se queixam de enxaqueca, dores nas costas ou nas articulações. O Power Plate foi inventado para ser usado pelos cosmonautas na ausência de gravidade. Em terra firme, a força da gravidade amplifica os microchoques provocados pelas vibrações sobre o esqueleto e há o risco de deslocar os discos intervertebrais. Por isso, é preferível deixar que essa modalidade seja exercida na ausência de gravidade. Porém, um treinador experiente pode evitar essas consequências nefastas.

Gaste sua energia, areje seu corpo quando o tempo estiver bom. No inverno, frequente academias ou piscinas. O essencial, mais uma vez, é adotar bons hábitos, que perdurarão por toda a vida. Escolha o esporte com base em sua preferência. E pratique-o com prazer e regularidade, pelo menos duas vezes por semana: dança, pilates ou ioga, corrida, hidroginástica, tênis, bicicleta ou esqui... tudo faz bem!

As soluções para reagir bem ao estresse

A alimentação

Em períodos de sobrecarga de trabalho é preciso evitar os estimulantes. Eles nos fazem entrar em um círculo vicioso. Estamos estressados, então ingerimos um café espresso, e a pressão sobe ainda mais. O resultado é um cansaço ainda maior.

Pare! O café não é uma boa solução. Ele fornece uma falsa — e breve — sensação de energia, mas só agrava a situação. O mesmo serve para a nicotina, que aumenta o estresse. (Veja nos Anexos conselhos para deixar de fumar.)

As plantas indicadas

O café deve ser substituído por uma tisana de erva cidreira, planta que regula o sistema nervoso. Ou por uma infusão de camomila, que é calmante. Essas bebidas possibilitam manter "as águas calmas", como dizem os chineses. Meu conselho: prepare 1 litro de manhã, coloque em uma garrafa térmica ou garrafa comum e vá bebericando, quente ou frio, o dia inteiro.

Em caso de reações físicas ao estresse, como palpitações, transpiração e dores de cabeça, é preciso tomar uma pequena cápsula de valeriana ou de espinheiro alvar. Esses remédios podem ser encontrados em farmácias ou em lojas de produtos naturais. Para manter a energia em períodos de trabalho mais intenso, pode-se acrescentar ainda uma cápsula de ginseng todas as manhãs.

E a planta que eu aconselho sistematicamente é o ginseng siberiano, por causa das virtudes "adaptogênicas" (veja na página 45). Ele estimula as defesas imunológicas, combate a fadiga e o estresse, melhora a memória e o bem-estar geral.

Em períodos de estresse, tome uma cápsula dessa planta todas as manhãs.

ALGUMAS RECEITAS QUE PODERÃO AJUDAR EM SITUAÇÕES DIFÍCEIS

> Uma reunião exige um bom desempenho: beba um copo de Coca Light com um comprimido efervescente de vitamina C dissolvido. Simultaneamente, tome um comprimido de ginseng siberiano e massageie as pontas das glândulas suprarrenais, no nível do "Ponto do transporte dorsal do rim" (*shenshu*). Essas glândulas secretam os dois hormônios do estresse: a adrenalina e a noradrenalina. Esses hormônios possibilitam que o coelho corra de um lobo a toda velocidade! Contudo, nem sempre há um predador a ser evitado. De tanto produzir, acaba-se esgotado. Para renovar as forças é preciso estimular as glândulas suprarrenais, que secretam hormônios para reequilibrar o organismo (como o cortisol). Massageie a parte inferior das costas, bem ao lado da coluna vertebral, a três dedos de distância do espaço entre a segunda e a terceira vértebras lombares (a partir do umbigo, dê a volta até atingir a coluna vertebral, para encontrar exatamente o espaço entre a segunda e a terceira vértebras lombares). Mais abaixo: massageie e aqueça esses pontos. Você sentirá imediatamente o fluxo e a energia necessários para enfrentar a situação.

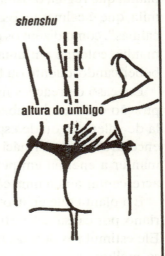

shenshu

altura do umbigo

> Antes de uma entrevista estressante, como uma entrevista de emprego: estimule o ponto "Penetração do *yin* mínimo" (*shaochong*), situado bem no canto interno da base da unha do mindinho, massageando-o e rolando-o entre o polegar e o indicador. Passe da mão esquerda para a direita. Em um instante as manifestações do estresse, como as dores de barriga, dores de cabeça, transpiração, taquicardia, contração do plexo solar e respiração ofegante, se acalmam. Recupera-se o sangue-frio.

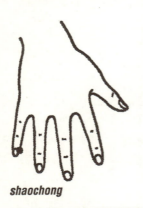

shaochong

As soluções para reencontrar um bom ritmo de sono

A alimentação

Faça uma refeição leve no jantar e mastigue bem, para facilitar a digestão. Além disso, há uma questão de bom senso: é preferível evitar os alimentos estimulantes, como café, chá, mate, vinho branco e champanhe, caso você seja sensível a eles.

As plantas indicadas

Tome tisanas. Há vários sabores para escolher. Alterne ou misture valeriana, espinheiro alvar, passiflora, tília, verbena, pétalas de papoula da Califórnia: todas essas plantas têm propriedades relaxantes.

Ou, ainda, deguste uma água de flor de laranjeira bem quente. Para infusão, utilize flores frescas ou água de flor de laranjeira, vendida nas farmácias.

A receita: jogue cinco pétalas de flor de laranjeira ou transforme duas colheres de sopa de água de flor de laranjeira em 250 ml de água fervente. Espere dez minutos, filtre, adoce com uma colher de café de mel e beba quente.

Respire oxigênio!

A falta de oxigênio (necessário aos nossos tecidos e ao bom funcionamento de todas as nossas células) é uma das principais causas de insônia.

Quando nos sentimos asfixiados, não dormimos tão bem. Então, ventile os pulmões! Abra as janelas, respire fundo. Ou, melhor ainda, faça uma caminhada digestiva sempre que possível. Deite-se em um quarto fresco e bem ventilado.

OS PONTOS A SEREM ESTIMULADOS ANTES DE DORMIR

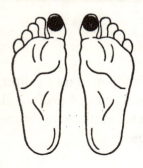

> Na sola dos pés você encontrará a zona que acalma a tensão nervosa na parte posterior do dedão. Massageie esse ponto antes de dormir. Com isso, a qualidade do seu sono terá grande melhora.

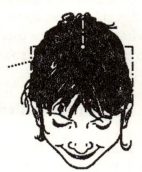

> Você também pode massagear o ponto de acupuntura "Cem encontros" (*baihui*). Ele se situa no topo da cabeça, bem no meio da linha que liga o topo dos pavilhões das orelhas.

As soluções para reencontrar a energia

A alimentação

No café da manhã, coma uma tigela de flocos de aveia fervidos em água durante cinco minutos (cozidos, os flocos de aveia não causam gases). Esse cereal é uma verdadeira fonte de tônus, e não apenas para os cavalos!

Ainda no café da manhã, deguste diariamente algumas frutas secas e, como proteína, um iogurte de soja, um pouco de tofu ou, como fazem os nórdicos, uma fatia de salmão defumado.

E, naturalmente, minha bebida milagrosa, que lhe fornecerá calor e energia o dia todo: um grande copo de água quente com suco de limão, uma colher de mel e um pouco de suco ou xarope de gengibre.

A planta recomendada

É o ginseng siberiano! Em infusão: deixe infundir entre 2 e 4 g de raiz seca em 150 ml de água fervendo. Beba uma ou duas xícaras todos os dias. Em cápsulas ou em comprimidos: tome entre 0,5 e 4 g de pó de raiz seca por dia, em duas ou três doses.

Recomenda-se, geralmente, fazer uma pausa de uma ou duas semanas a cada seis a 12 semanas.

OS PONTOS A SEREM ESTIMULADOS PARA RECUPERAR ENERGIA

> Três mil anos atrás o imperador Song, que reinava na China, mandou encontrarem o homem mais velho do seu reino. Assim seus emissários encontraram o camponês Li, de 90 anos. "Meu segredo?", perguntou ele. "Aqueço o ponto *zusanli*." Cinquenta anos mais tarde, quando os Tang já haviam substituído os Song, o imperador mandou que encontrassem o homem mais velho do país. Mais uma vez, depararam com o camponês Li, que então estava com 140 anos, porém ainda inteiro, e que voltou a confessar: "Uma vez por mês, quando a lua está cheia, aqueço o ponto *zusanli*."

Faça como esse velho camponês e massageie o ponto *zusanli* ("Três distâncias do pé" ou "Ponto da energia vital"), que fica quatro dedos abaixo do joelho (bem onde terminam as pequenas rugosidades da pele) e a um dedo de distância para fora, caso necessário, todas as manhãs. Ele estimula a energia nos períodos de intensas atividades.

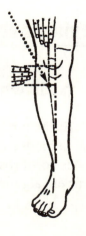

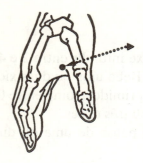

> O ponto "Vale da junção" (*hegu*), em cada uma das mãos, no espaço entre a primeira e a segunda articulações metacarpianas (entre o polegar e o indicador).

> Se você tiver que fazer um grande esforço intelectual, massageie também o ponto "Pátio da mente" (*shenting*), que fica na linha mediana da fronte, logo atrás da linha da raiz do cabelo: isso reforçará sua capacidade de concentração.

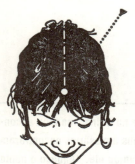

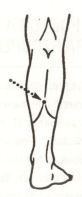

> Antes de um dia ocupado ou de uma competição, massageie o ponto "Apoiar a montanha" (*chengshan*), situado na parte superior do músculo da panturrilha. O aquecimento desse ponto acelera a circulação do sangue, oxigena os músculos e evita câimbras. Você também deve massageá-lo se tiver que fazer um grande esforço desportivo, como jogar tênis ou dar uma caminhada.

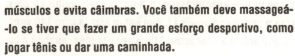

Evite as crises de enxaqueca

A alimentação

Existe uma alimentação antienxaqueca? É difícil dizer. Embora se saiba que determinados vinhos brancos, o champanhe, as refeições gordurosas demais e nutritivas costumam provocar enxaquecas em algumas mulheres.

Quanto ao café, ele piora a dor de algumas mulheres, enquanto alivia a de outras...[3]

OS PONTOS A SEREM ESTIMULADOS PARA COMBATER AS DORES DE CABEÇA

- Faz séculos que os chineses sabem que massagear o ponto "Penetração maior" (*taichong*) melhora as dores de cabeça e as enxaquecas. Esse ponto fica no peito do pé, entre o dedão e o segundo dedo.

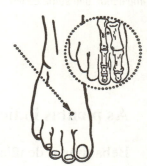

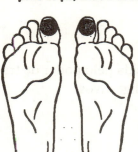

- Você pode completar a ação da "Penetração maior" aquecendo uma zona-reflexo que corresponde à cabeça, em cada pé, na parte posterior do dedão.

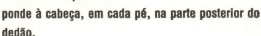

A HISTÓRIA DO PONTO *TAICHONG*

Em um dia de verão em que fazia muito calor, o jovem agricultor Lu Bing estava plantando arroz em seu campo ao sol. Ele sentia atroz dor de cabeça, mas precisava continuar o trabalho, para alimentar sua família. A dor era tão forte que, de vez em quando, ele ficava com a visão turva. Durante um episódio desses, o coitado acabou atingindo o próprio pé com o arado, entre o primeiro e o segundo dedos. Ele gritou

87

de dor, mas logo depois se deu conta de que... a dor de cabeça havia passado! A partir daquele dia, quando sofria de enxaqueca, Lu Bing apertava o local entre seus dois dedos do pé com toda a força. A notícia desse remédio milagroso espalhou-se rapidamente por todo o país, até chegar ao palácio imperial. Tanto que, um dia, Lu Bing foi convocado com urgência para aliviar o imperador, que sofria de terríveis dores de cabeça. Assim, Lu Bing curou o imperador. "O que posso oferecer como recompensa?", perguntou este último, agradecido. Lu Bing viu seus dois maiores desejos serem realizados: seu ponto chamado "Penetração maior" foi inscrito no livro de ouro do palácio e seu filho, graças aos subsídios pagos pelo palácio, conseguiu completar com sucesso os estudos de medicina!

As plantas indicadas

Beba tisanas de tília. Essa planta é conhecida pelo poder de tratar espasmos, dores de cabeça e problemas digestivos.

As soluções para a área otorrinolaringológica

A alimentação

Você costuma ter inflamações na área otorrinolaringológica? Pare de consumir laticínios, eles causam efeitos negativos em seu organismo devido à acidez. Quanto ao glúten, também seria bom diminuir seu consumo. Tente comer menos pão, massas, doces, sêmola e todos os alimentos preparados que podem conter farinha de trigo, de cevada, de aveia ou de centeio. Não se esqueça de tomar uma cápsula de probióticos toda manhã, para reforçar as defesas imunológicas.

ALGUNS EXERCÍCIOS

> Se possível, caminhe na natureza respirando fundo pelo diafragma. As crises ocorrerão com menos frequência graças à boa oxigenação do cérebro.

> Faça a "espiral": ao praticar esse exercício, mantenha a atenção fixa no plexo solar, na cavidade do estômago.

Sentada ou de pé, posicione as mãos sobre o estômago, olhe para a frente e inspire, inflando a barriga. Então, ao expirar, empurre o estômago para dentro e para cima com as mãos. Simultaneamente, vire devagar a parte superior do torso, a cabeça e o olhar o máximo possível para a esquerda, enquanto a bacia deve ser virada para a direita. Inspire e retorne à posição inicial. Diminua, aos poucos, a pressão das mãos sobre o estômago. Em seguida, faça o mesmo movimento no sentido contrário. Ao expirar, empurre o estômago e gire a parte superior do torso, a cabeça e o olhar o máximo para a direita, enquanto gira a bacia para a esquerda. Retorne à posição inicial, ao inspirar. Repita este exercício pelo menos quatro vezes, ou mais, se possível.

As plantas indicadas

Com frequência, a eficácia das fumigações é subestimada. Contudo, esse remédio caseiro é, em minha opinião, um dos melhores para descongestionar as mucosas e melhorar a inflamação. Coloque algumas gotas de óleos essenciais de tomilho, orégano, calêndula ou eucalipto (que têm virtudes assépticas) em uma grande tigela de água fervente. Nada impede que você faça sua mistura pessoal, juntando duas ou três dessas plantas com um perfume que você gosta, acrescentando uma colher de bicarbonato de sódio.

A água e o sal, dois aliados 100% naturais

Nunca é demais falar sobre as virtudes do sal marinho, fonte da vida primitiva, verdadeiro coquetel de magnésio, cálcio, potássio,

ferro, zinco, cobre, flúor, iodo... O que poderia ser melhor para reforçar as defesas imunológicas? Por isso, a água salgada é utilizada para prevenir e tratar as sinusites:
> Para lavar o nariz, dilua um pouco de sal em água morna;
> Para escalda-pés, acrescente um bom punhado de sal em água bem quente.

Prefira sempre o sal natural, não refinado, mais rico em oligoelementos.

A FUMIGAÇÃO DE FEODOR IVANOVITCH CHALIAPIN

Esse maravilhoso cantor de ópera, considerado o maior baixo eslavo da sua época, tinha um segredo para manter sua voz intacta mesmo quando um resfriado o ameaçava. Conheci esse segredo graças a uma de minhas amigas cantoras.

Coloque quatro batatas cortadas em quatro, com casca, em uma panela com água. Ferva, depois acrescente uma colher de sopa de azeite de oliva, mel, um pacote de bicarbonato de sódio e um grande dente de alho. Deixe cozinhar em fogo brando, tire do fogo e, então, cubra sua cabeça com uma toalha e inspire, inspire!

Por que esse remédio é tão eficaz? O amido das batatas diminui o edema das cordas vocais, o bicarbonato destrói a acidez inimiga das defesas, o azeite de oliva unta as cordas vocais como cordas de um violino, o mel suaviza a garganta e o alho desenvolve plenamente sua ação bactericida.

OS PONTOS A SEREM ESTIMULADOS PARA DESCONGESTIONAR O NARIZ

Massageie os seguintes pontos de manhã e à noite:

> O ponto "Fragrância bem-vinda" (*yingxiang*). Pressione o indicador ou o mindinho nos pontos no nível de inserção das narinas.

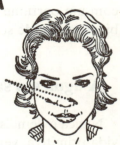

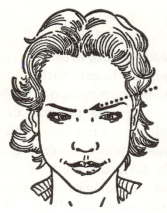

> O ponto "Palácio da chancela" (*yintang*), chamado assim porque indica o local do rosto com o qual a cabeça toca o solo quando as pessoas se prostram na entrada do templo. Você o encontrará entre as sobrancelhas.

> O ponto "Estrela superior" (*shangxing*), situado à distância de um dedo para trás, a partir do ponto de implantação do cabelo, dentro de uma pequena cavidade na linha mediana da fronte.

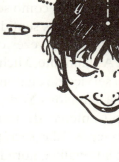

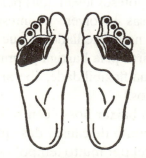

> No pé: massageie, na sola dos pés, a área que corresponde às vias respiratórias superiores e aos brônquios.

Os eczemas e as alergias cutâneas

A alimentação

Reduza os laticínios, diminua o glúten, o chocolate, o café e os destilados incolores.

Cuide da sua flora intestinal: várias pesquisas demonstraram a importância dos probióticos (aí estão eles novamente!) na prevenção e no tratamento das alergias.

Respire!

Toda noite, e sempre que tiver oportunidade de fazê-lo durante o dia, respire fundo pela parte inferior da barriga. Inspire, inchando o abdome como uma bola. Expire lentamente, empurrando o umbigo até a coluna vertebral. Essa respiração é de suma importância. Seus benefícios já eram conhecidos pelos chineses 5 mil anos atrás. Eles costumavam dizer que todo ser humano tem dois cérebros. Um na cabeça e o outro na barriga. É ali, na cavidade do estômago, que se sobrepõem, como se fossem camadas arqueológicas, todas as emoções que temos sentido desde o início de nossa vida. E isso ao ponto de formar, às vezes, certo nó que trava a livre "respiração" dos órgãos... Atualmente, Michael Gershon, um cientista muito famoso, chefe do serviço de anatomia e biologia celular da Universidade de Columbia, em Nova York, confirmou as hipóteses levantadas pelos chineses. Centenas de terminações nervosas envolvem os intestinos feito cipós. Elas secretam os mesmos neuromediadores que o cérebro: adrenalina, noradrenalina... Respirar pela barriga permite massagear todos os órgãos, restabelecer sua flexibilidade, liberar a circulação do sangue e dos neuro-hormônios.[4]

Essa respiração também nos possibilita baixar nosso centro de gravidade que, com a idade, eleva-se ao ponto de causar desequilíbrios. Adote-a e você permanecerá estável por muito tempo! Ou, então, faça algumas sessões com um osteopata. Com pressões suaves, ele consegue devolver a liberdade aos seus órgãos, que vão recuperar um funcionamento excelente.

ATIVIDADES AGRADÁVEIS...

Um estudo japonês demonstrou que todas as atividades que envolvem emoções positivas — rir, ouvir música suave, fazer carinho nos filhos, abraçar o namorado — melhoram significativamente os testes imunológicos e reduzem a ocorrência de reações alérgicas, como os eczemas.[5] Os mesmos pesquisadores estudaram a evolução desta doença de pele em jovens mães: as que amamentam têm menos crises de eczema do que as que não amamentam.

OS PONTOS A SEREM ESTIMULADOS PARA PREVENIR COCEIRAS

Ficou provado que a acupuntura é totalmente eficaz para aliviar coceiras e sumir com as marcas de eczema da pele. Massageie os seguintes pontos, fazendo pequenas rotações:

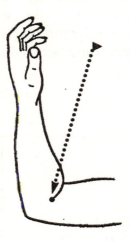

> O ponto "Charco tortuoso" (*quchi*), localizado no ângulo exterior da dobra do cotovelo, quando este é dobrado.

> O ponto "Mar do sangue" (*xuehai*), na parte interna da coxa, a dois dedos de distância, dentro da cavidade acima da borda superior da rótula.

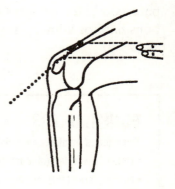

> O ponto "Lagoa dos ventos" (*fengchi*), que fica na depressão logo atrás de cada orelha, entre o pescoço e a base da cabeça.

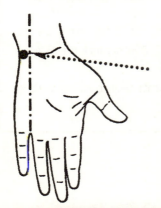

> Contudo, o meu preferido — porque é muito fácil massageá-lo discretamente quando alguém lhe dá nos nervos —, é o ponto "Porta da mente" (*shenmen*), que fica na parte interna de cada pulso, sobre a dobra, na altura do mindinho.

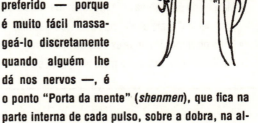

Não esqueça

Entre os 30 e 40 anos é a faixa de idade do equilíbrio: hormonal, pessoal, estabilização profissional... O organismo está no auge de suas capacidades, contanto que se resolva os problemas ligados ao excesso de atividades e que se conserve as defesas imunológicas para combater as agressões exteriores, principalmente adotando bons hábitos alimentares.

BONS HÁBITOS

Tome todos os dias de manhã:

- Uma cápsula de probiótico (veja na página 54);
- Uma cápsula (150 mg) de vitamina E, em meses alternados;
- Complemente, caso desejar, com um coquetel de vitamina A, vitamina C e selênio, e, também, com uma cápsula de ômega 3.

Coma pelo menos cinco legumes e frutas todos os dias.

Diariamente:

- Massageie a sola e o peito dos pés durante dois minutos, antes de calçar os sapatos e quando os retirar: o fluxo energético será reativado;
- Massageie durante dois ou três minutos os dois pontos de acupuntura energizantes: o "Três distâncias do pé" (*zusanli*) e o "Vale da junção" (*hegu*) (veja nas páginas 85 e 86);
- Massageie seus seios com movimentos circulares, "36 vezes para fora e 28 vezes para dentro", para ajudar na circulação da linfa;
- Entre no ritmo! Pratique exercícios físicos regularmente. Quando você tiver criado o hábito, não conseguirá mais viver sem eles.

A gestação

O modo de vida moderno fez com que adiássemos significativamente a primeira gestação. Antes disso, queremos terminar os estudos, procurar estabilidade... Quando se começa a pensar em ter um filho, dependendo do método contraceptivo usado, o ciclo pode levar algum tempo para se normalizar. Durante a gravidez, o corpo é submetido a grandes mudanças hormonais, fisiológicas, físicas etc., para as quais é preciso se preparar. Gravidez, normalmente, não é sinônimo de enfraquecimento. Dois efeitos contrários se conjugam: por um lado, a energia da mãe está voltada para o desenvolvimento do feto, o que pode contribuir para baixar seu nível de energia, mas, por outro lado, a suspensão das menstruações reequilibra essa perda.

A gestação se divide em três grandes períodos, três trimestres, que correspondem às grandes evoluções fisiológicas. O primeiro trimestre é o dos transtornos, frequentemente marcado por enjoos e distúrbios de adaptação, devido à reviravolta hormonal. O segundo trimestre é muito mais calmo: em geral, é o momento mais agradável da gravidez, quando a mãe e o feto parecem ter alcançado o equilíbrio perfeito. Durante o terceiro trimestre, o organismo se prepara para o parto: o bebê ocupa todo o espaço do útero e os hormônios liberados provocam algumas dores. Contudo, todos esses problemas podem ser aliviados muito facilmente estimulando-se determinados pontos de acupuntura. Inclusive, o recurso à acupuntura faz parte das recomendações recentemente emitidas pelas autoridades de saúde em obstetrícia.

Há anos todos os estudos comprovam a utilidade da medicina tradicional chinesa na prevenção de incidentes durante a gestação, bem como no tratamento de vários problemas: enjoos, cansaço, infecções urinárias e vaginais...[1] Dessa forma, é importante compreender bem as diferentes etapas da gestação, para depois regular por si mesma as dificuldades que podem surgir.

Tire proveito de todas as oportunidades

De tanto esperar, sem dúvidas, as chances de engravidar são reduzidas. Assim, um número cada vez maior de mulheres jovens reconhece que encontra dificuldades para engravidar.

A contracepção oral, certamente, desempenha um papel nessa situação.[2] Os hormônios liberados bloqueiam o funcionamento dos ovários e, portanto, a ovulação. Ao suspender o uso da pílula, os ovários podem, claro, voltar a funcionar imediatamente. Mas isso não ocorre com todas as mulheres. Então, é preciso ajudá-los.

Lembro-me de um velho ginecologista nessa área da Universidade de São Petersburgo. Uma jovem paciente sofria de hemorragias terríveis durante a menstruação, que eram longas e a deixavam esgotada, motivo pelo qual ela havia sido hospitalizada. O professor a convenceu tranquilamente, usando toda a sua convicção, proveniente da longa prática médica, a não tomar a pílula hormonal para estancar o sangramento. Ele suplicou que ela resistisse, esperasse e experimentasse todos os outros meios, inclusive a acupuntura. Segundo ele, era algo sério prescrever hormônios a uma mulher antes da primeira gestação, por causa do risco de esterilidade.

A alimentação

O bom funcionamento dos hormônios depende do conteúdo do seu prato. Os pesquisadores demonstraram que a falta de vitamina E (encontrada em óleo de aráquides, germe de trigo, peixes gordos, fígado e amêndoas) ou de ácido fólico (vitamina B9, encontrada no leite, cereais, miúdos, ovos e na maioria dos legumes) compromete a qualidade da ovulação.

Um regime severo demais ou, ao contrário, o excesso de peso, também prejudicam o funcionamento dos ovários. A qualidade da alimentação pode, inclusive, modificar o pH das secreções genitais.[3] Excesso de gordura, por exemplo, torna essas secreções mais ácidas, o que compromete o bom encaminhamento dos espermatozoides.

Viva bem sua gestação

Esperar um bebê não é uma doença! Claro que é preciso fazer um acompanhamento sério da gestação, mas não há necessidade de ficar ansiosa. Durante esses nove meses, certas mulheres, naturalmente, ficam radiantes e resplandecentes, enquanto outras se sentem pesadas e desconfortáveis. Essas sensações, provavelmente por causa de reações pessoais com as variações hormonais, não são previsíveis. Aprendi isso no contato com as mulheres de quem tratei em várias maternidades. Felizmente, essas mudanças de humor não causam nenhum impacto no bom desenvolvimento da gestação e do parto.

Os primeiros três meses: a bagunça total

A nidação do óvulo vem acompanhada de grandes desordens hormonais. Às vezes, paga-se o preço: enjoos, vômitos, câimbras, queimação no estômago, desejos ou asco a certos alimentos geralmente fazem parte do dia. É no início da gravidez, durante essas poucas semanas, que a higiene de vida deve ser particularmente boa, pois é durante esse trimestre que o bebê se forma.

Desde o primeiro dia de gestação, é preciso largar o tabaco e o álcool, responsáveis por graves malformações neurológicas. (Veja nos Anexos os conselhos práticos para se livrar dessas dependências.)

O apetite pode ser prejudicado pelos enjoos frequentes. Trata-se de um gene muito conhecido, a "toxicose da primeira parte da gestação". Mas não é nada anormal: o fígado, sobrecarregado pela inundação hormonal necessária para o encaminhamento da gravidez e pelos tóxicos liberados naturalmente pelo bebê, tem dificuldade para filtrar o sangue. A crise de fígado se torna um estado permanente. Sei do que estou falando. Não consegui fazer uma refeição sequer com minha família durante os três primeiros meses de gravidez, de tanto que os cheiros da comida me causavam enjoo. Em compensação, as frutas desciam sem problema. Assim, adquiri o costume de ceder a essa gulodice, comendo maçãs que eu comprava quando sentia desejo.

Não precisa se preocupar caso não ganhe peso durante a primeira metade da gestação. O embrião pode se desenvolver harmoniosamente servindo-se das reservas da mãe. Portanto, meu conselho é comer pequenas porções a cada duas horas. Sentiu desejo de comer fruta? Ótimo. Um pouco mais tarde aparece a vontade de comer um biscoito? E por que não? E, depois, de comer algo salgado? Isso é bom. É preciso confiar em seu corpo, prestar atenção nele. O importante é não sobrecarregar o fígado com grandes porções. A digestão ficará mais fácil assim e os enjoos serão menos frequentes.

PODEMOS DETERMINAR O SEXO DO BEBÊ?

A alimentação pode influenciar no sexo do bebê? Difícil saber. Mas talvez a gente possa ter a esperança de orientar a loteria genética. Trate essas informações como se fosse um jogo, coloque na cabeça que os resultados podem não ser o que você esperava, e que não vão mudar em nada sua vontade de ter um bebê. Antigamente, acreditava-se que os meninos se desenvolviam em um meio ácido, produzido por meio do consumo de carne e produtos de origem animal. Por outro lado, as meninas preferem um meio mais alcalino, conquistado com um regime rico em frutas e legumes. Repare que essa crença antiga não foi negada pela ciência, que comprovou que os espermatozoides com os cromossomos XY (meninos) se acomodam em meios ácidos. Enquanto que os espermatozoides com os cromossomos XX (meninas) circulam melhor em um meio ligeiramente alcalino.

A prevenção de estrias

O estiramento rápido da pele durante a gestação pode romper as fibras de colágeno e as fibras elásticas profundas da pele. Elas surgem na gravidez, na adolescência, ao engordar rapidamente seguido de um emagrecimento brutal. Algumas mulheres apresentam mais tendência a ter estrias, e, certamente, existe uma predisposição familiar nas mulheres com pele mais frágil. Mas não é uma fatalidade. Algumas medidas simples podem ajudar sua pele a permanecer lisa (veja nas páginas 111 e 112).

Micoses

Elas são mais frequentes durante a gestação e, em grande parte, se devem à alteração da acidez no meio vaginal, por causa das variações hormonais. Não são graves, mas mesmo assim merecem ser tratadas rapidamente.

Durante o segundo trimestre: mantenha o equilíbrio

Normalmente, os enjoos já ficaram para trás, e as mulheres se sentem em forma. O apetite aumenta, em função das necessidades do feto. Agora, tudo é uma questão de equilíbrio: é preciso satisfazer o bebê, sem ultrapassar os próprios limites. Nesse período, pode surgir uma nítida tendência à prisão de ventre e gases intestinais... Por isso, é importante dar aos seus órgãos digestivos, e particularmente aos intestinos, todas as oportunidades para lidar com esses problemas, que causam cansaço. Um aumento de peso exagerado pode ser sinal de retenção de líquido. As pernas incham e, o que é ainda mais grave: o aumento do volume de sangue pode acarretar uma elevação da pressão arterial. Deve-se vigiar isso de perto, pois as consequências podem ser nefastas para o bebê.

Descanse!

O funcionamento do corpo está totalmente voltado para o bebê. O do espírito, também. Sob o efeito da progesterona, o hormônio da gravidez, a mulher vive em um casulo, onde flutua, junto com o bebê. E está ótimo assim!

Esse repouso vai facilitar a digestão e o bem-estar geral. É importante dormir muito, até mais tarde de manhã, por exemplo, ou, então, se deitar quando sentir vontade. Cubra-se bem, leia ou ouça música... O que for necessário para relaxar. Deve-se fugir das pessoas importunas, que nos estressam ou só nos fazem perder tempo inutilmente, da mesma forma que se deve evitar as emoções exageradamente fortes ou negativas. Instaurar uma boa higiene e um ambiente confortável (sem muito barulho, estresse, poluição, nem trabalho!) influencia de forma positiva o desenvolvimento da gestação.

No terceiro trimestre, prepare-se para o parto

O parto é um momento de provação tanto para a mãe quanto para o bebê. Não é fácil para ele, sendo tão pequeno e frágil, ser expulso do corpo da mãe. Para ela só deve importar o fato de dar à luz seu bebê, sem traumatizá-lo ou cansá-lo, e, também, sem causar efeitos nefastos para o próprio organismo. Portanto, parece lógico que deva se preparar para esse momento inesquecível com muita antecedência.

Normalmente, por volta da 32ª semana o bebê está posicionado para sair, com a cabeça voltada para baixo. Se não for o caso, o médico, ou a parteira, tentará ajudá-lo a se virar para evitar um parto invertido ou uma cesariana. A massagem de determinados pontos de acupuntura pode ser um auxílio importante, assim como uma consulta com um osteopata.

Para preparar o parto é necessário flexibilizar o colo do útero a fim de que ele se abra facilmente e sem dor.

O parto

Lembro-me muito bem de quando pari. Ainda morávamos na ex-URSS, em Leningrado. No hospital, havia apenas um obstetra e uma parteira disponíveis para uma dezena de mulheres amontoadas em uma sala comum. Como ninguém fazia uso da peridural, todas essas mulheres gemiam de dor. Quando o barulho se tornava insuportável, o médico ia se acalmar tomando uma vodca bem longe da sala de parto! Eu cheguei ao hospital muito calma e sofrendo pouco com as contrações que tinham começado havia muito, graças às minhas agulhas de acupuntura. Inclusive, tinha levado algumas agulhas extras. Quando vi todas aquelas mulheres sofrendo, meu sangue ferveu. Segurando meu barrigão com uma das mãos, usei a outra para espetar as futuras mães: uma agulhinha aqui, outra acolá... Meia hora depois, a sala havia recuperado a calma olimpiana! Tanto que o médico, espantado, convocou todos os funcionários para assistir àquilo. Foi então que dei à luz, circundada, como uma rainha, por todos os médicos do hospital e sem sentir dor, um bebê cor-de-rosa e tranquilo. Como eu mesma pude sentir os benefícios, a partir dessa experiência, passei a aconselhar as futuras mães que fossem acompanhadas, durante a gestação e o parto, por um médico ou uma parteira que praticasse acupuntura. As parteiras têm o direito de fazer isso, e é preciso aproveitar essa oportunidade! A medicina chinesa é muito útil para preparar o parto, desencadeá-lo, aliviar as dores das contrações, assegurar a ausência de sangramento e a expulsão da placenta. Existem, também, pontos de acupuntura que podem ser estimulados para elevar a energia depois do parto, favorecer uma boa amamentação, reduzir a dor nos seios, prevenir e tratar a depressão pós-parto. Nunca vou me cansar de encorajar as mulheres a usar esse recurso.

Massageie o bebê

Desde tempos imemoriais os médicos indianos e chineses recomendam que as mães massageiem os filhos. Graças ao contato íntimo com as mãos da mãe (ou do pai), o bebê desperta, assume seu corpo ao tomar consciência de novas sensações agradáveis. Ele aprende a se sentir bem em sua pele! A massagem também estimula a circulação do sangue, reforça e flexibiliza os músculos, o que é muito importante antes que ele aprenda a andar. Esse momento infinitamente fofo é extraordinário tanto para os pais quanto para o bebê. Coloque um pouco de óleo de amêndoa doce nas mãos e acaricie a palma das mãos, a sola dos pés, as costas e a barriga. Essas massagens suaves não exigem nenhum conhecimento especial, apenas toda a sua ternura.

Amamente, é indispensável tanto para ele quanto para você!

É totalmente imprescindível amamentar as crianças. Em primeiro lugar, porque é excelente para o equilíbrio emocional do bebê e da mãe. Mas também porque, até os três meses, o organismo dos recém-nascidos não produz defesas imunológicas: o trato digestivo ainda não libera os próprios probióticos. O que há no leite para proteger a criança é toda a flora intestinal e as defesas imunológicas da mãe (inclusive os anticorpos produzidos pelas vacinas). O leite materno ainda tem o pH perfeito para o bebê, sem ser muito ácido, o que facilita a digestão. O leite materno previne bronquiolites, refluxo gástrico, dores de barriga. Por este motivo, aconselho amamentar pelo menos até os quatro meses. Depois, pode-se diversificar a alimentação (peça o conselho do seu pediatra).

Contudo, tenho observado que as jovens mães modernas carecem de leite: felizmente, a farmacopeia chinesa pode auxiliá-las. O lúpulo, o funcho, o anis, o chá com leite quente e a cerveja (sem álcool) estimulam a lactação.

Além disso, os pontos de acupuntura são extremamente eficazes para aumentar a produção de leite, e, ainda, para facilitar o processo de lactação, reduzir as sensações dolorosas ou os pequenos espasmos do mamilo, que podem impedir a passagem do leite.

Conselhos das babuskas e dos pediatras russos para as mulheres que não podem amamentar

Eu e Léonid, meu marido, estudamos para sermos médicos generalistas, mas também pediatras. Isto porque entendemos que, quando somos capazes de tratar de crianças, também somos, obrigatoriamente, capazes de tratar de adultos. Assim, depois de concluir seus estudos, Léonid trabalhou durante três anos como pediatra. Na Rússia, o trabalho cotidiano dos pediatras é dividido em dois: metade do dia é dedicada a consultas com crianças no consultório de uma policlínica e a outra metade é reservada para os atendimentos domiciliares. Quando uma criança está com febre, é o pediatra que se desloca, pois a criança está cansada e, na maior parte do tempo, faz muito frio do lado de fora. Na época, esse trabalho era bem difícil: cada pediatra era responsável por aproximadamente mil crianças. Quando ocorriam epidemias invernais, sobretudo de gripe, em que famílias inteiras ficavam doentes, acontecia de termos que fazer entre sessenta e oitenta consultas domiciliares diárias. É inútil dizer que trabalhávamos até muito tarde da noite...

Quanto às consultas obrigatórias com crianças recém-nascidas, dávamos grande importância à prevenção. Nos bebês, as doenças são mais perigosas, porque seu sistema imunológico ainda está imaturo e, portanto, menos atuante. E como o clima na Rússia é rigoroso no inverno, fazíamos tudo o que podíamos para estimular a resistência deles. Em primeiro lugar, era absolutamente necessário convencer a mãe a amamentar o bebê pelo menos até os três meses, pois os intestinos só começam a produzir a flora intestinal a partir dessa idade.

Caso contrário, como nos bons velhos tempos, era preciso encontrar leite materno (existem bancos para doações de leite) e, então, começar a introduzir cereais ou legumes... Quando não se pode amamentar, é possível usar leite em pó adaptado à idade do bebê. Mas, cuidado, é preciso escolher um leite hipoalergênico ou leite vegetal, que é pouco alergênico (leite de soja ou leite de arroz), aos quais convém acrescentar probióticos (à venda nas lojas de produtos naturais), na medida de aproximadamente uma colher de chá, de manhã e à noite. A partir de dois meses, você pode acrescentar uma maçã assada no forno e gema de ovo cozido, que contém ferro. Mas, atenção, é preciso introduzir esses alimentos aos poucos, começando por uma pequena quantidade e aumentando-a diariamente. Aos 4 meses, pode-se completar a dieta com legumes; aos 5 meses, com cereais; aos 6, com 30 a 50 ml de caldo de galinha, que estimula as secreções gástricas e, mais tarde, com frango picado, carne e peixe.

A ginástica do períneo

O períneo é o músculo que garante a firmeza do assoalho pélvico. É ele que encerra os orifícios da vagina, da uretra e do ânus. O parto pode lesionar esse músculo, principalmente quando a passagem do bebê ocorreu por meio de fórceps. O ginecologista deverá determinar o momento propício para o início da ginástica do períneo. Cuidar disso precocemente significa evitar o risco de queda de órgãos e de perdas urinárias.

Para saber como está sua tonicidade muscular, basta reter o jato de urina durante o primeiro terço da micção. Caso você não consiga fazer isso, será necessário pedir ao seu ginecologista para prescrever uma reeducação com um cinesioterapeuta especializado.

Recurso fertilização *in vitro*?

Com cada vez mais frequência, as mulheres adiam a primeira gestação. Estudos cada vez mais demorados, casamentos cada vez mais tardios e atividades profissionais que raramente favorecem a maternidade são os motivos que explicam, em grande parte, essa tendência da sociedade. Outra razão, mais íntima, pode ser a impressão que as mulheres (e os homens...) têm de serem eternamente jovens. E, de forma objetiva, as mulheres de hoje ganharam dez anos em relação às da geração anterior. Atualmente, uma mulher de 40 anos parece ter 30, e uma de 50, aparenta ter 40. Mas, atenção, o sistema hormonal não acompanha esse rejuvenescimento inacreditável. Não se iluda: mesmo que a aparência seja sempre o de uma jovem, a fecundidade despenca a partir dos 40 anos. Por este motivo, as mulheres com essa idade que despertam para o desejo de ser mães, às vezes, encontram dificuldades em conceber. Portanto é cada vez mais frequente o recurso da procriação medicamente assistida e fecundação *in vitro*. Para aumentar as chances de sucesso, aconselho conferir o parágrafo "Tire proveito de todas as oportunidades", na página 98.

Pesquisadores comprovaram o importante papel desempenhado pelos minerais, pelos complementos nutricionais e pelas vitaminas, como a vitamina B e o ácido fólico, a vitamina E, o zinco, o selênio e o ômega 3 no sucesso da fertilização *in vitro*. A acupuntura também eleva a eficácia desse recurso. Um estudo publicado em fevereiro de 2008 na revista *British Medical Journal* demonstrou que, em um universo de 1.366 mulheres que recorreram à fertilização *in vitro*, o acompanhamento do processo de transferência do embrião por meio da acupuntura ampliou as chances de gravidez em 65%.[4]

Conselhos práticos

Prepare sua gravidez

Se você quer ter um bebê, pode ser muito útil fazer um pequeno check-up e rever sua dieta com o médico. Pessoalmente, aconselho uma suplementação alimentar.

Encabeçando as vitaminas úteis, os antioxidantes como a vitamina E, o zinco, o selênio e o ômega 3 melhoram a ovulação e a qualidade dos óvulos. E a vitamina B, ou o ácido fólico, bem como os probióticos, favorecem a implantação do embrião.

A planta indicada

Angelica sinensis, sempre! Essa planta, ao regularizar o ciclo, favorece a gravidez. Tome uma cápsula por dia (veja a página 57).

Bons hábitos

Existem pequenos remédios capazes de regularizar o funcionamento dos ovários e, portanto, de favorecer a ovulação e a gravidez. Portanto, recomendo aquecer toda a parte do baixo-ventre com compressas quentes. Por quê? Ninguém ainda estudou cientificamente os benefícios dessa ação. Contudo, acredito que as compressas aqueçam os pontos de acupuntura dessa região.

Você pode recorrer à seguinte higiene íntima no cotidiano: duas colheres de sopa de bicarbonato de sódio misturadas na água do banho de manhã, ou duas colheres de café diluídas em um copo de água para uso íntimo debaixo do chuveiro. Lembre que o bicarbonato reduz a acidez da flora vaginal e restabelece seu pH natural, facilitando a elasticidade do colo do útero e a penetração dos espermatozoides.

Por fim, é muito fácil massagear as zonas-reflexo dos pés. Os pontos em torno do maléolo interno correspondem aos ovários e ao útero.

Durante a gravidez

Na China antiga, os homens ricos tinham várias mulheres e concubinas. Acima da porta de cada mulher havia uma pequena lanterna acessa para assinalar que o senhor a estava visitando à noite. Este simples sinal causava inveja àquelas que se sentiam preteridas. Contudo, assim que uma dessas mulheres engravidava, ela garantia a "presença" do senhor toda noite. Nenhuma contestava essas visitas! A grávida também ganhava outro favor: um massagista cuidava das solas dos seus pés toda noite, para ativar o funcionamento dos seus órgãos e favorecer o bom crescimento do bebê. Assim, dizia a lenda, ela daria à luz "um belo menino"!

O "Ponto dos belos bebês"

Seguindo o exemplo das concubinas, peça para seu companheiro massagear toda a sola dos seus pés. Cada região corresponde a um órgão, e apertá-la com firmeza durante a massagem melhora seu funcionamento.

De modo análogo, durante toda a gravidez, o futuro papai poderá massagear o "Ponto dos belos bebês", também chamado de ponto "Casa do hóspede" (*zhubin*). É importante! Fica localizado na parte de dentro da perna, a oito dedos de distância acima do maléolo interior, bem na inserção do músculo da panturrilha.

Esse ponto dói um pouco ao toque, mas essa sensação específica costuma ocorrer quando se aperta pontos de acupuntura. Massageie essa área por dois minutos. Você vai perceber que é imediato: o útero, frequentemente contraído por causa da primeira gestação, relaxa, flexibiliza-se, e o bebê pode aproveitar o espaço que você está criando. Ele passa a se mexer de forma mais suave, como se estivesse flutuando. Ele também dorme com mais facilidade. Massageando regularmente esse ponto, você dará à luz um bebê tranquilo, expansivo e, reza a lenda, mais bonito que todos os outros. Estudos demonstraram que esse ponto facilita o parto e que, em determinado número de casos, evitou uma cesariana.[5]

Alimentação

No cardápio, inclua fibras e mais fibras. É preciso caprichar nas vagens, no espinafre, no agrião, nos rabanetes, nas couves-de-bruxelas, na erva-doce e em todas as frutas.

Deve-se reduzir o glúten (presente no pão branco, nas torradas, nos doces), e as bebidas com gás deverão ser retiradas da dieta. Os açúcares de rápida absorção devem ser reduzidos (com exceção dos contidos nas frutas), e os molhos, evitados. Acrescente à sua dieta uma cápsula de probióticos (veja o quadro "O que são os probióticos?", na página 54) para reforçar a flora intestinal.

Normalmente, esse regime vai auxiliá-la a manter o peso certo, sem que você sinta fome. Você deve ganhar de 7 a 8 quilos, que é o peso do bebê e da sua placenta, porém não muito mais que isso.

Encha-se de bons nutrientes

Desde as primeiras semanas e durante toda a gestação, tome cuidado para não faltar:

- Vitamina C: você precisa dela para suas defesas imunológicas e para as do feto. Pode ser encontrada em todas as frutas frescas, kiwis, frutas vermelhas e cítricas (com exceção do suco de laranja, que é ácido demais).
- Vitamina B6: para diminuir os enjoos do início da gravidez. Depois, ela favorece a assimilação dos lipídeos e das proteínas. Está presente nos germes de trigo, na gema de ovo, no levedo de cerveja e nos grãos.
- Zinco: também para as defesas imunológicas. Pode ser encontrado nos crustáceos, na gema de ovo e no fígado.

Os enjoos da gravidez

É normal sentir enjoos nos primeiros meses de gravidez. Os hormônios secretados em grande quantidade para favorecer o desenvolvimento do bebê e os resíduos produzidos pelo próprio embrião sobrecarregam o fígado que, como uma usina química, deve trabalhar no máximo da sua capacidade para eliminar essas substâncias... Para reduzir as náuseas, tome 1 g de vitamina C com um complexo de vitaminas B, e então passe 15 minutos deitada, tentando relaxar o máximo possível. O ponto "Portão interior" (*neiguan*), na parte interna do antebraço, a três dedos de distância acima da dobra do pulso, entre os dois tendões proeminentes, tem a reputação de reduzir os enjoos da gravidez, e também os enjoos sentidos nos meios de transporte e no mar — e até mesmo o enjoo que os cosmonautas sentem no espaço.

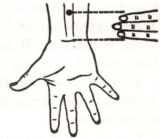

As estrias

Massageie intensamente as regiões de risco — quadris, coxas, barriga, seios — com um pouco de óleo de amêndoa doce ou com um bom creme hidratante.

Com esse gesto, quando repetido diariamente, você vai estimular a produção das fibras da pele e conferir a elas a flexibilidade e a elasticidade que a pele necessitará durante todo o ganho de peso da gravidez. Evidentemente, esse tratamento não é infalível. Contudo, mesmo que você ganhe estrias, tenha certeza de que nem tudo está perdido! Consulte um acupunturista depois do parto; ele pode reduzir essas marcas desagradáveis.

As micoses

Antigamente, os ginecologistas recomendavam que, a partir da primeira semana de gestação, as grávidas adicionassem duas colheres de sopa de bicarbonato na água do banho para restabelecer o pH da flora vaginal.

Nunca vou me cansar de repetir essa recomendação. Com isso, você vai evitar micoses.

Retenção de líquido

Contrariando seu costume, beba pouco (o bebê está apoiado em seus rins, que ficam mais preguiçosos para filtrarem os líquidos). Tome no máximo um litro e meio, incluindo tudo que é líquido: sopas, bebidas etc. Todos sabem que o sal retém água. Portanto, tente uma dieta sem sal!

Substitua o sal por um pouco de gengibre em pó. Este condimento estimula os rins. Mesmo em um restaurante, basta pedir isso ao cozinheiro.

Se os sintomas persistirem (pés e tornozelos inchados), converse com seu ginecologista ou obstetra.

OS PONTOS A SEREM ESTIMULADOS DURANTE A GRAVIDEZ

O "PONTO DOS BELOS BEBÊS"
Veja na página 109.

CONTRA OS ENJOOS DA GRAVIDEZ

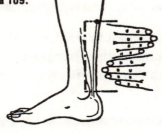
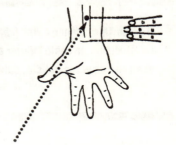

NO PRIMEIRO TRIMESTRE
Estimule o ponto "Portão interior" (*neiguan*). Massageie-o no sentido horário durante dois minutos (veja na página 111).

NO SEGUNDO TRIMESTRE
O ponto "Fonte da água" (*shuiquan*), situado na parte interna do pé, logo acima do calcanhar, no ponto de inserção do calcanhar de aquiles, regulariza as trocas entre a criança e a mãe e liberta as tensões do ventre da futura mamãe. Deve ser massageado toda noite, durante dois minutos, no sentido horário.

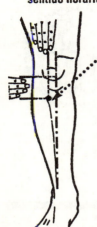

NO TERCEIRO TRIMESTRE
Os dois pontos simétricos "Três distâncias do pé" ou "Pontos da energia vital" (*zusanli*), que se situam a quatro dedos de distância abaixo do joelho (onde cessam as pequenas rugosidades da pele) e a um dedo de distância para fora. Esse ponto é conhecido por sua ação estimulante.
Também deve ser massageado por dois ou três minutos diversas vezes por dia, durante todo o último mês da gestação.

Ajude a criança a se virar

O PONTO A SER ESTIMULADO PARA AJUDAR A CRIANÇA A SE VIRAR

O ponto "Alcançando o yin" (*zhiyin*) situa-se sobre o pé, no nível do mindinho, no canto inferior externo da unha. Massageie-o duas ou três vezes por dia, durante dois ou três minutos.

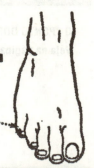

Facilite a abertura do colo

O PONTO A SER ESTIMULADO PARA FAVORECER A ABERTURA DO COLO

É o ponto "Penetração maior" (*taichong*), que fica no peito do pé, no espaço entre o dedão e o segundo dedo.
Massageie esse ponto por dois ou três minutos, diversas vezes por dia, durante o último mês de gestação.

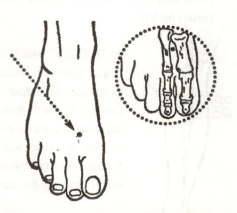

Alivie as dores durante o parto: os pais podem participar!

OS PONTOS A SEREM ESTIMULADOS PARA ALIVIAR A DOR

Diversas pesquisas científicas comprovaram que a estimulação dos pontos de acupuntura durante o parto alivia a dor e pode reduzir bastante, ou até mesmo suprimir totalmente, a necessidade de outros analgésicos, além de diminuir de forma significativa a duração do trabalho de parto.[6] O futuro papai pode massagear esses pontos periodicamente, durante as contrações e até mesmo durante o trabalho de parto. A massagem desses pontos freia a dor e facilita a passagem do bebê:

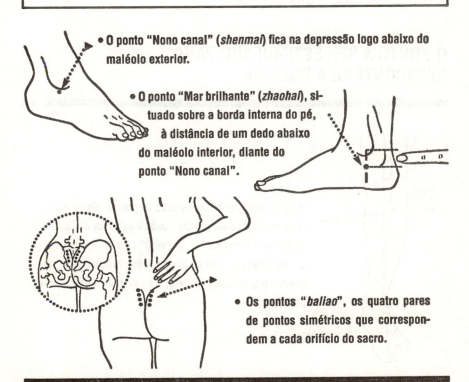

- O ponto "Nono canal" (*shenmai*) fica na depressão logo abaixo do maléolo exterior.
- O ponto "Mar brilhante" (*zhaohai*), situado sobre a borda interna do pé, à distância de um dedo abaixo do maléolo interior, diante do ponto "Nono canal".
- Os pontos "*baliao*", os quatro pares de pontos simétricos que correspondem a cada orifício do sacro.

Poupe suas costas

A mulher precisará reunir todas as suas forças vitais para o grande dia. Sou favorável à utilização de um cinturão abdominal durante a segunda metade da gravidez: ele sustenta a coluna vertebral, que deve compensar o peso do bebê e do líquido amniótico. De acordo com minha experiência com as pacientes, o cinturão abdominal evita ou alivia as dores nas costas. Ao distribuir o peso, ele também poupa a pele e contribui para limitar as estrias.

Depois do parto

Reencontre a energia.

O PONTO A SER ESTIMULADO PARA REENCONTRAR A ENERGIA

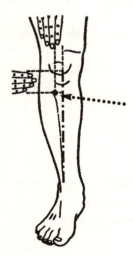

Para reencontrar todas as suas forças depois do parto, massageie os dois pontos simétricos "Três distâncias do pé" ou "Ponto da energia vital" (*zusanli*), que ficam quatro dedos abaixo do joelho (onde terminam as pequenas rugosidades da pele) e a um dedo de distância para fora.

Em compensação, desaconselho voltar a praticar esporte rápido demais, ou fazer uma dieta rígida. Mais vale caminhar ao ar livre, e os quilos adquiridos durante a gravidez desaparecerão naturalmente.

É possível prever algumas sessões de acupuntura para reequilibrar o funcionamento hormonal e recuperar a linha com mais rapidez.

No caso de persistirem algumas gordurinhas, consulte um nutricionista mais tarde.

PARA O PERÍNEO: O EXERCÍCIO DO CERVO

Deitada em sua cama, de manhã ou à noite, dobre as pernas em um ângulo de 90 graus e aperte o músculo do períneo como se quisesse segurar a vontade de fazer xixi. Faça isso por dez segundos. Depois relaxe. Então, adquira o costume de praticar esse exercício no dia a dia: ao esperar o ônibus, no carro parado no sinal vermelho, na sala de espera. Quanto maior a quantidade de vezes que você fizer isso, melhores serão os resultados!

Está com depressão pós-parto?

Eu me lembro muito bem de uma jovem paciente que depois de ter dado à luz uma garotinha linda apareceu no meu consultório muito pálida, com grandes olheiras e, acima de tudo, totalmente esgotada. Desde que voltara para casa, ela havia perdido o sono. Contudo, a amamentação ia bem e sua filhinha, inclusive, dormia como uma princesa. Mas, conversando com ela, percebi qual era seu grande temor: a mulher tinha medo de dormir, porque, inconscientemente, temia que alguma coisa pudesse acontecer à sua filha durante o sono. Essa é uma das frequentes manifestações da depressão pós-parto nas jovens mães.

OS PONTOS A SEREM ESTIMULADOS CONTRA A DEPRESSÃO PÓS-PARTO

- O ponto "Porta da mente" (*shenmen*), situado na parte interna de cada pulso, acima da dobra e na altura do mindinho.

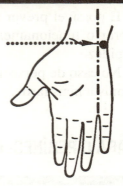

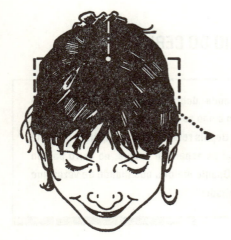

- O ponto "Cem encontros" (*baihui*), que fica em cima da cabeça, no centro da linha que liga o topo dos pavilhões das orelhas.

Eles a ajudarão a combater a ansiedade e a depressão pós-parto, e, ainda, a recuperar o sono.

Qual contracepção adotar depois do parto?

Você entendeu bem (ver o Capítulo "De 20 a 30 anos"), acredito que o excesso de hormônios prejudica a saúde das mulheres. Por este motivo desaconselho terminantemente a utilização de qualquer tratamento hormonal. Se você acumular a pílula anticoncepcional + várias estimulações hormonais para ter um bebê + pílula novamente + THS (reposição hormonal da menopausa), vai passar toda a vida sob os efeitos dos hormônios! Várias pesquisas científicas comprovaram que a ingestão de hormônios aumenta os riscos de desenvolver câncer de mama, de útero e de ovário.[7] Talvez seja oportuno consultar seu ginecologista e discutir com ele a colocação de um dispositivo tipo DIU, por exemplo.

Massageie o bebê

Massagear um bebê, como já observamos, é muito importante, para ajudá-lo a ter consciência do seu corpo. A massagem possibilita descobrir novas sensações e o acalma.

Para ajudar o bebê a dormir

Massageie os dois pontos "Depressão do bambu de seda" (*sizhukong*), que ficam exatamente sobre a extremidade lateral das sobrancelhas: deve-se massageá-los de forma suave por dois ou três minutos no sentido horário.

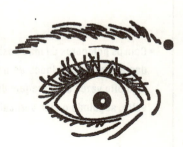

Para estimular o bebê

Quando o bebê ainda não anda, vale estimular seus músculos e sua circulação sanguínea. Assim, a massagem "Oito vezes oito", que atua sobre todas as partes do corpo, permite que os músculos e as capacidades psicomotoras da criança se desenvolvam melhor.

MASSAGEM "OITO VEZES OITO"

1. MASSAGEM DA BARRIGA

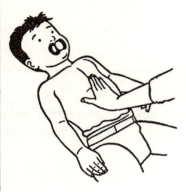

- Colocando a palma da mão direita sobre o umbigo, pressione levemente oito vezes.

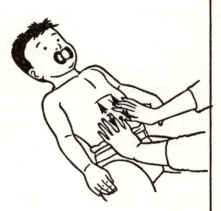

- Com os polegares da mãe posicionados em ambos os lados do umbigo, faça oito vezes a massagem de ida e volta, seguindo o eixo vertical.

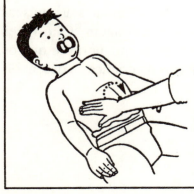

- Faça oito movimentos ao redor do umbigo no sentido horário, começando mais perto do umbigo e, depois, indo para fora. Massageie oito vezes, depois dê palmadinhas leves oito vezes ao redor do umbigo, sempre no sentido horário.

2. MASSAGEM NO PEITO

- Massageie oito vezes o tronco inteiro, a partir dos ombros, desenhando um X.

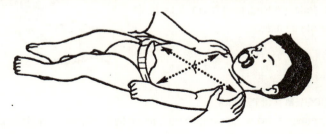

3. MASSAGEM DOS BRAÇOS
Faça movimentos simétricos, de ambos os lados, simultaneamente. A direção dos movimentos é de cima para baixo. Deve-se repetir, sempre, oito vezes cada movimento:
- Oito vezes os movimentos a partir do ponto "Osso do ombro" (*jianyu*) (erguendo o braço na horizontal, o ponto fica na depressão que se forma entre o ombro e o peito, na altura da axila) até o ponto "Charco tortuoso (*quchi*), sobre a parte interna do braço, na extremidade da dobra do cotovelo (onde se sente uma depressão ao dobrar o braço).

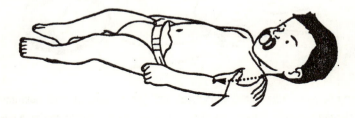

- Faça oito vezes o movimento "Charco tortuoso", (*quchi*), em direção à mão e, depois ao ponto "Vale da junção" (*hegu*), no espaço entre o polegar e o indicador.

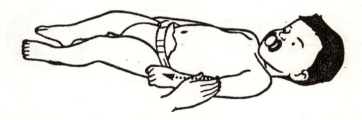

- Faça oito movimentos de massagem em cada dedo, de cima para baixo, a partir do pulso até a ponta.

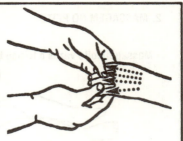

4. MASSAGEM NAS PERNAS

Realize movimentos sempre simétricos, de ambos os lados, simultaneamente. A direção dos movimentos é de cima para baixo. Deve-se repetir oito vezes cada um:

- Massagem externa nas pernas

Com as mãos posicionadas em ambos os lados do quadril, realiza-se oito vezes, de cima para baixo, os movimentos a partir do ponto "Lagoa dos ventos" (*fengshi*), sobre a parte externa do alto da coxa, até o ponto "Manancial yang da colina" (*yanglingquan*), do lado externo da perna, abaixo do joelho, na altura da cabeça do perônio.

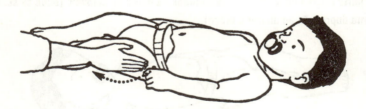

A partir do ponto "Manancial yang da colina" (*yanglingquan*), oito movimentos em direção ao ponto "Monte em ruínas" (*qiuxu*), na depressão abaixo e para a frente do maléolo exterior.

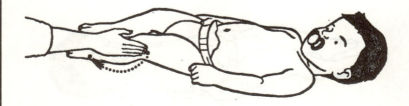

- **Massagem na parte superior das coxas**

A partir do ponto "Lagoa dos ventos" (*fengshi*), faça oito movimentos em direção ao ponto "Topo do montículo" (*hedin*), sobre a parte dianteira da coxa, acima do joelho.

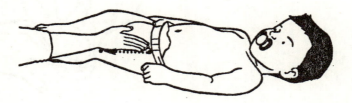

A partir do ponto "Três distâncias do pé" ou "Ponto da energia vital" (*zusanli*), abaixo do joelho, faça oito movimentos de cima para baixo, até o ponto "Regato", no meio da dobra do pé.

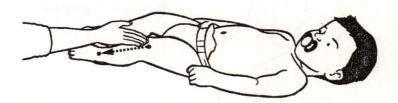

5. MASSAGEM NOS PÉS

Faça oito vezes a massagem em cada dedo do pé, de cima para baixo, a partir dos metatarsos, até a ponta de cada dedo.

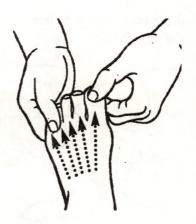

6. MASSAGEM NA SOLA DOS PÉS

- Faça oito vezes os movimentos em forma de oito, por todo o comprimento do pé.

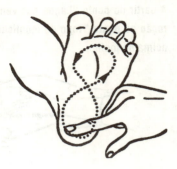

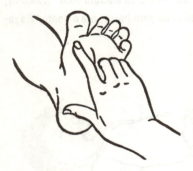

- Em seguida, dê oito ligeiras pancadinhas na parte superior, no meio da sola do pé e sobre o calcanhar.

7. MASSAGEM NAS COSTAS

Repita sempre oito vezes, fazendo movimentos simétricos em ambos os lados, simultaneamente.

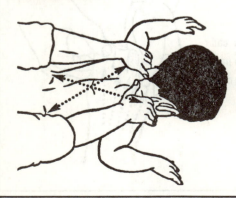

- Faça oito movimentos no tronco de cima para baixo, a partir dos ombros até os lombos, desenhando um X.

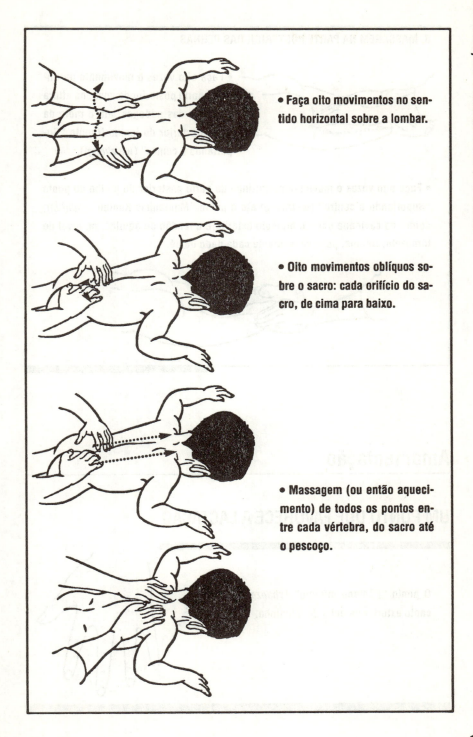

- Faça oito movimentos no sentido horizontal sobre a lombar.

- Oito movimentos oblíquos sobre o sacro: cada orifício do sacro, de cima para baixo.

- Massagem (ou então aquecimento) de todos os pontos entre cada vértebra, do sacro até o pescoço.

8. MASSAGEM NA PARTE POSTERIOR DAS PERNAS

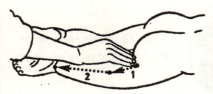

- Faça oito vezes o movimento partindo da parte posterior da coxa, na altura da dobra das nádegas, até o meio da parte posterior do joelho [(ponto "Suportando o centro" (*weizhong*)].

- Faça oito vezes o movimento, partindo da parte posterior do joelho do ponto "Suportando o centro" (*weizhong*) até o ponto "Montanhas Kunlun" (*kunlun*), dentro da cavidade entre o maléolo exterior e o tendão de aquiles, no nível do tornozelo. Depois, puxe suavemente cada dedo do pé.

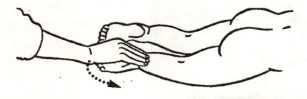

Amamentação

UM PONTO QUE FAVORECE A LACTAÇÃO

O ponto "Pântano mínimo" (*shaoze*) fica no canto exterior da unha do mindinho.

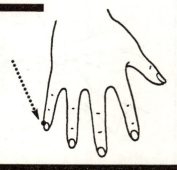

Ajude o bebê a digerir

Escolha, de preferência, uma maçã orgânica ou uma maçã verde (que é menos alergênica), faça um pequeno orifício no topo, insira um pouco de água nele e deixe a maçã assar no forno, de 30 a 40 minutos (ela deve ficar bem cozida). Descasque-a e amasse-a com um garfo ou com o mixer, depois, misture-a com leite, para que o purê de maçã fique bem líquido.

Pode-se começar dando todos os dias uma colherzinha dessa papa para o bebê, e, então, ir aumentando gradualmente. Depois de algumas semanas, o bebê será capaz de comer uma maçã inteira. A pectina da maçã tem virtudes muito preciosas: ela não só é repleta de vitaminas, como também absorve os gases e alivia bastante as cólicas intestinais. A digestão do bebê vai se normalizar, as fezes vão ter uma formação melhor e ele sentirá muito menos dor de barriga. Pode-se começar a partir dos dois meses.

Não esqueça

Independentemente da idade, a gravidez é um período privilegiado, em que toda a atenção deve estar voltada para o seu bem-estar e o do bebê. A medicina chinesa tradicional considera a gestação o período durante o qual o organismo gasta mais energia. Depois do parto, portanto, o desafio é reencontrar seu capital energético. Preste atenção em si mesma, descanse e tenha confiança!

De 40 a 50 anos
A idade do essencial

Quarenta anos! Quando entramos na fase adulta, temos a impressão de que vamos levar séculos para chegar a essa idade. Até que esse período chega.

Se, por um lado, o tempo das grandes transformações já passou, em dez anos, entretanto, a situação evoluiu em todos os campos.

Primeiro, na área profissional. Com o auxílio da experiência, apresentamos um bom desempenho, somos criativas, porém... menos resistentes do que antes. Essas novas qualidades substituem e compensam bastante a vitalidade menor. Temos responsabilidades, precisamos tomar decisões, mas isso parece bem mais fácil depois que acumulamos anos de prática. Aconselhamos os mais jovens, compartilhamos com eles nossa trajetória. Pois é, daqui em diante, podemos dispor de certa memória profissional... Na maioria das vezes, é muito satisfatório constatar que controlamos as situações e encontramos, de forma rápida e sem hesitar, soluções para os problemas que surgem.

Na vida pessoal, as coisas seguem seu curso. As crianças crescem, os casais estão formados — ou reformados... Às vezes, surge a tentação de ter mais um filhinho, ao mesmo tempo que nos perguntamos se ainda teríamos energia para tanto. Isto porque, do ponto de vista físico, o cansaço começa a pesar. Nós, que acreditávamos ser indestrutíveis, começamos a pagar pelos excessos. Entre o trabalho e a vida particular, o ritmo deixa pouco espaço para a recuperação, e nossa tendência é querer nos poupar.

Também é o momento das grandes decisões: começar a praticar esporte, a cuidar de si, frequentar salões de beleza. Sentimos instintivamente que está na hora de ter o controle da situação e que já não podemos contar com a disposição natural para resolver tudo.

Surgem vários pequenos reflexos. Observamos as ruguinhas aparecerem no canto dos olhos, começamos a puxar mecanicamente nossa pele para esticá-la. Às vezes, encontrar com o espelho toda manhã pode ser difícil: o dia seguinte às festas já não é mais como costumava ser. Antes, acordávamos frescas como rosas, apesar dos abusos. A partir dos 40 anos, a recuperação é mais lenta.

Na medicina chinesa, esses sintomas são atribuídos ao meridiano dos rins. "Na idade de 5 x 7 = 35 anos nas mulheres e na idade de 5 x 8 = 40 anos para os homens, a energia dos rins começa a declinar." Entramos em um novo ciclo. O metabolismo desacelera, causando diversas consequências: aumento de peso, piora na digestão, alterações na circulação sanguínea, diversas dores, especialmente na coluna.

Felizmente, todos esses problemas são reversíveis. Está na hora de adotar bons hábitos (alimentares, esportivos...), caso isto ainda não tenha sido feito. Todos os pequenos males do dia a dia, que são sinais que nosso corpo nos envia, não só podem ser aliviados, como podem ser totalmente curados. Trata-se de uma idade crucial, determinante para os decênios seguintes.

Cada período da vida traz vantagens. Claro que a idade traz uma vulnerabilidade maior, mas, sobretudo, não devemos esquecer que com ela ganhamos uma qualidade essencial: a experiência. Nós nos conhecemos cada vez mais, aprendemos a detectar o que nos convém ou não, sabemos o que podemos nos permitir. Trata-se de um trunfo primordial que será necessário saber usar, simplesmente confiando em si mesma e aceitando seguir a própria intuição.

Costuma-se dizer que, aos 20 anos, temos a beleza que o céu nos dá, aos 30, a que nos cabe, e aos 40, a que merecemos...

MONITORAR
- o peso;
- os problemas digestivos;
- os distúrbios circulatórios;
- as dores nas costas.

Cuidar de si é respeitar-se e ser capaz de ser enérgica, de se opor, de se rebelar com os obstáculos.

Mudanças visíveis...

A partir dos 40 anos, o funcionamento do organismo muda. As grandes mudanças do corpo já estão longe, a velocidade do metabolismo de base sofre redução, todos os músculos se afrouxam, caso não sejam exercitados, e isto repercute na pele, que fica menos elástica e esticada. Existem dois tipos de músculos: os somáticos, que são estimulados com a prática esportiva; e os lisos, que seguram os órgãos e esticam a pele, e que nós mesmos não podemos estimular. Com a idade, esses músculos se distendem: e, por isso, as primeiras rugas se formam, sendo que esse movimento começou no decênio anterior. Quanto ao cabelo, de acordo com sua natureza e com o fator hereditário, aparecem mechas brancas e, às vezes, os fios ficam mais quebradiços. Graças a investimentos específicos, será possível retardar os efeitos do tempo, turbinar os músculos e dopar o couro cabeludo.

Regule seu peso

Divididas entre nossas profissões e nossos filhos, temos menos tempo para nos divertir, sair para dançar, caminhar, andar de bicicleta ou jogar tênis... Nosso estilo de vida é muito mais sedentário. Também é notório que as mães de família cozinham mais, em maior quantidade e de forma mais substancial que as solteiras, que ficam apenas beliscando! Mesmo que não tenhamos uma família numerosa, a profissão e a vida social, frequentemente, nos levam a participar de coquetéis e jantares bastante exagerados. Resultado: o gasto energético por meio de atividades físicas diminui, não raro por falta de disponibilidade para praticar regularmente um esporte.

Além disso, o metabolismo desacelera e os intestinos levam mais tempo para realizar seu trabalho de eliminação, o alimento fica estagnado e as toxinas, acumuladas, o que entrava ainda mais a digestão. O cansaço e o estresse aumentam o apetite. Resultado: a vontade de consumir açúcares de rápida absorção torna-se mais frequente. O açúcar não é a fonte de energia mais rápida e acessível para suprir uma falta de energia imediata? Contudo, depois de queimado, causa um cansaço ainda mais intenso e uma necessidade ainda mais premente de "reabastecimento" com açúcares de rápida assimilação. É um processo inevitável, e, desse modo, os quilos se acumulam.

O processo de aumento de peso corresponde a um mecanismo muito simples: consomem-se mais calorias do que se gastam. Portanto, é preciso normalizar seu apetite e recuperar os hábitos saudáveis. Para tanto é preciso sempre começar cuidando dos intestinos.

Acha estranho? Nem tanto assim.

Os chineses já diziam que o homem tem dois cérebros. Um na cabeça e outro na barriga. De lá para cá, descobrimos que os intestinos secretam os mesmos neuro-hormônios que o cérebro. Se tudo corre bem, esses dois centros regulam o apetite. Quando o estômago está vazio porque a refeição anterior foi eliminada, sentimos fome. E então comemos. Esse é o esquema ideal que deveria ser seguido. Mas as convenções sociais e as diversas tentações da vida cotidiana nos levam a não escutar mais nossos corpos e a cometermos múltiplas pequenas infrações alimentares. De tanto beliscar, lanchar, ou até mesmo nos esforçarmos para terminar o prato por educação, já nem sabemos mais quando estamos com fome. Nós nos sentamos à mesa mecanicamente e consumimos sem necessidade. Quanto mais acumulamos toxinas, fica mais difícil controlar a fome; o "freio" já não responde mais aos comandos.

Outros fatores podem favorecer essa ingestão anárquica de alimentos. O estresse, por exemplo, cujos efeitos estudamos nas páginas 46-49 e 68, ou também certa depressão, que nos leva a comer para nos "encher". Nesses casos, os mecanismos de controle da fome e da saciedade não desempenham suas funções.

Onde estão os quilos extras?

Esta pergunta pode parecer descabida. Mas por meio dela vamos descobrir a origem do aumento de peso e remediá-la da melhor forma possível. Na verdade, os quilos podem estar situados em locais diferentes, em função da fraqueza de uma glândula endócrina.

— Se o peso estiver localizado apenas na cintura abdominal, a questão é o mecanismo da insulina. Atenção, esse tipo de excesso de peso, frequente nos diabéticos, é o mais perigoso para a saúde. É preciso suprimir totalmente a ingestão de açúcar e normalizar o metabolismo dos glicídios de absorção lenta, cortando o pão (ou substituindo-o por biscoitos de arroz ou pão sem glúten). O mecanismo mais frequente é o seguinte: o estresse — o maior "vampiro" de energia — provoca cansaço, que desperta a necessidade de um urgente aporte de calorias, como os açúcares de absorção rápida. A ingestão desses alimentos exige, para que eles sejam "digeridos", a hiperprodução de insulina pelo pâncreas. Resultado: a hipoglicemia passageira, que se manifesta por meio da sensação de esgotamento e da necessidade urgente de açúcar, e isto se repete até o esgotamento das reservas de produção de insulina pelo pâncreas. Meu conselho, em todos os casos, é consultar um médico.
— Se o peso estiver localizado, simultaneamente, nas nádegas, nas coxas e na barriga, trata-se de um distúrbio dos hormônios femininos. Talvez isto seja consequência de um tratamento hormonal ou de uma contracepção mal-adaptada. Consulte seu ginecologista.
— Se o peso estiver localizado nos ombros e na parte superior do corpo, é sinal de estresse, que esgota as glândulas suprarrenais. É preciso praticar exercícios de relaxamento, meditação, ioga. Também pode ser causado por um tratamento à base de cortisona, que fragiliza as glândulas suprarrenais e facilita a retenção de líquido. Nesse caso, é conveniente consultar um médico para descobrir como restabelecer o equilíbrio.

A partir dessa conscientização, trata-se de colocar em prática hábitos simples para se livrar do excesso de peso. São hábitos saudáveis que rapidamente vão se transformar em reflexos.

O metabolismo de base, um trunfo a ser preservado

Chamamos metabolismo de base as despesas energéticas do organismo em repouso, que são diferentes em cada um. Alguns sortudos têm um metabolismo muito ativo, que lhes permite gastar mais energia e, portanto, cometer exageros, enquanto outros "aproveitam" cada caloria ingerida, porque seu metabolismo funciona em marcha lenta. Essa é uma das grandes injustiças da vida... da qual se pode, mesmo assim, escapar parcialmente. Na verdade, é possível turbinar o metabolismo, desde que se considere dois fatores.

Em primeiro lugar, a prática de esporte acelera o metabolismo de base. Mas, cuidado, o metabolismo só começa a ser afetado depois de 30 minutos de exercício, portanto, caso queira obter algum resultado, é preciso se dedicar por um tempo maior. É a massa muscular que queima as calorias. Ou seja, é necessário aumentar a porcentagem de músculos. Além disso, é preciso se exercitar com certa regularidade, pois a suspensão da prática de esportes faz o metabolismo despencar. Com frequência, é difícil se conformar a uma prática de exercícios enfadonhos, e este motivo desencoraja muita gente. Começamos com muita boa vontade e, depois, acabamos por abandonar, acumulando, ainda por cima, uma sensação de fracasso, que prejudica o moral.

O mais importante é encontrar uma atividade que faremos com prazer. Alguns poderão optar, por exemplo, por caminhar com amigos ou outras pessoas, por praticar esportes coletivos que tenham um aspecto lúdico, ou, ainda, por natação ou até bicicleta... Praticar uma atividade em grupo costuma ser uma boa maneira de encontrar motivação.

Também é preciso medir a frequência cardíaca: quando se realiza um esforço físico, é imperativo que o número de pulsações aumente (não esqueça que o miocárdio é um dos maiores músculos do corpo). Para um treinamento cardíaco eficaz, o número de pulsações deve aumentar até 130-140 pulsações por minuto. Existe um dispositivo muito simples para medir as pulsações: um monitor de frequência cardíaca. Assim, os exercícios de condicionamento cardíaco que aceleram a pulsação para obter a frequência cardíaca adequada acabam treinando o músculo do coração, bem como estimulando todos os músculos, que substituirão a massa de gordura e queimarão calorias.

A tireoide também exerce enorme impacto sobre o metabolismo. Extraindo iodo do sangue, a tireoide produz hormônios com diversas funções: estimulam os metabolismos dos lipídios, dos glicídios e protídeos, e também o crescimento. É um filtro que protege o organismo das agressões exteriores (como poluição e radiatividade) e que regula os gastos energéticos. Quando esse filtro está sobrecarregado, ele entope e, então, a tireoide já não pode mais desempenhar seu papel regulador, o que se traduz em um aumento de peso. E a partir do momento em que os hormônios tireoidianos começam a declinar, as calorias são eliminadas com mais dificuldade.

Assim, a redução do funcionamento da tireoide, que começa nessa idade, facilita o aumento de peso e a constipação. O hipotireoidismo, uma produção insuficiente desses hormônios, pode ter consequências significativas, como um brutal aumento de peso ou uma grande fadiga.

O equilíbrio do iodo é importante para o bom funcionamento da tireoide. O hipotireoidismo é sinal de que falta iodo no organismo. A tireoide influencia o crescimento, e a falta de iodo nas crianças acarreta um crescimento menor. Por isso, os asiáticos foram, durante muito tempo, relativamente baixos, pois sua alimentação de base (o arroz) não contém iodo. Agora que a alimentação deles está mais diversificada, a estatura média vem aumentando. Todos os cereais são muito pobres em iodo; as algas, em compensação, contêm grande quantidade.

Por outro lado, o hipertireoidismo é sinal de uma disfunção da tireoide, mais precisamente de uma inflamação. Os sintomas podem ser uma grande fadiga ou uma perda brutal de peso. Muito estresse também pode ocasionar esse tipo de inflamação. Nesse caso, é estritamente necessário consultar um médico.

Dessa forma, é preciso efetuar dosagens para se ter uma ideia do funcionamento da tireoide. Saiba que intenso mau humor ou crises de angústia também podem ser sintomas de um distúrbio dessa glândula.

Um organismo intoxicado

Outra causa para o aumento de peso, desaceleração do metabolismo e de pior eliminação dos resíduos do organismo é a constipação.

A constipação

Três causas se juntam para provocar a constipação. Por um lado, não se come fibras suficientes. Elas são indispensáveis para dar volume ao bolo fecal e possibilitar que ele seja encaminhado para o cólon. A falta de água na alimentação provoca matérias secas demais e difíceis de serem eliminadas. Já o intestino funciona mais devagar e o peristaltismo (movimentos dos intestinos) se torna mais lento: os espasmos do cólon para eliminar as matérias fecais ficam quase inexistentes. Resultado: os resíduos da digestão ficam estagnados, estorvando os intestinos e reduzindo ainda mais o ritmo da evacuação. Por fim, o peristaltismo intestinal também depende da bile, produzida pelo fígado. E os espasmos da vesícula biliar ou uma bile viscosa demais podem atrapalhar a evacuação intestinal. Os probióticos, ao recobrirem as paredes dos intestinos, garantem seu bom funcionamento.

A estagnação das toxinas no fígado e nos intestinos pode acarretar diversos problemas. Por comprimir os vasos sanguíneos na fossa inguinal, o inchaço do cólon tem consequências diretas sobre a circulação do sangue na pequena bacia e nas pernas, podendo causar varizes e hemorroidas.

Má circulação nas pernas

Tudo começa com uma sensação de pernas pesadas durante as viagens ou ao ficar de pé por muito tempo. Então, progressivamente, varicosidades (finas veias roxas) tomam conta dos joelhos. Certamente, as gestações são um pouco responsáveis pelo desenvolvi-

AS CÃIBRAS

Os músculos, ao trabalhar, consomem glicose e oxigênio, e produzem ácido lático. Quando trabalham com intensidade demais, ou por tempo excessivo, se asfixiam e secretam uma quantidade maior de ácido lático, substância que, quando se acumula, leva a um estado de acidose (acidez elevada demais). Isto se manifesta através de câimbras, fadiga e dores musculares. É o ácido lático que provoca a dor. E a única substância capaz de destruí-lo é uma enzima, a lactase desidrogenase, produzida pelo fígado, desde que ele esteja em condições de fazer seu trabalho com eficiência.

mento desse problema. O bebê pesa sobre as artérias que passam pela dobra inguinal para irrigar e alimentar os membros inferiores. Seja como for, ficamos diante de primórdios de varizes, que convém tratar o quanto antes para evitar problemas mais tarde.

É importante saber que a circulação nas pernas depende da pequena bacia. Na verdade, a veia porta faz parte do fígado, que desempenha o papel de regulador da quantidade de sangue. Na constipação, por exemplo, a circulação piora, porque essa veia porta fica comprimida. É daí que surge a sensação de pernas pesadas.

As veias efetuam o transporte do sangue até o coração (é o que se chama retorno venoso). A estagnação do sangue nas pernas e o aumento momentâneo de seu volume sobrecarregam as veias que, sem músculos próprios, tornam-se menos tônicos e, posteriormente, se dilatam, formando pequenas distensões locais visíveis a olho nu: as varizes. Os músculos vizinhos, quando trabalham, ajudam as veias a propulsar o sangue para o coração. Por isso, os exercícios físicos são muito benéficos para a circulação sanguínea e para uma melhora do retorno venoso.

O fato de esclerosar veias ou interromper um caminho venoso não resolve a causa do problema. E quando isso ocorre com grande frequência, a rede venosa restante fica reduzida e, assim, a capacidade das veias profundas de propulsar o sangue também fica prejudicada. Com o passar do tempo, essas atitudes podem agravar a má circulação do sangue nas pernas.

As hemorroidas

Essas pequenas bolsas de sangue que se formam sobre as veias do ânus são particularmente dolorosas e derivam sempre de problemas de circulação na pequena bacia. Além do bom funcionamento do fígado e dos intestinos, o tônus venoso desempenha um papel muito importante. Para reforçá-lo é necessário seguir uma série de conselhos (veja a parte dos Conselhos Práticos).

Dores na coluna vertebral

As lombalgias

É a clássica dor nas costas. Muito frequente, já que 70% de nós sofrem com isso em determinado momento da vida. Nove entre dez casos chegam sem alarde, sem que sua origem possa ser identificada. Não aparece nenhuma anomalia nas radiografias. Independentemente de ser aguda (como lumbago) ou crônica (dor na parte inferior das costas que aparece e desaparece com regularidade), a dor costuma ceder com muita facilidade a analgésicos. Contudo, é preciso contar com o fato de que ela vai voltar, depois que carregamos uma bolsa pesada demais, depois de uma sessão de jardinagem e, às vezes, até mesmo sem nenhum motivo identificável.

As causas dessas dores são pressões exercidas sobre as raízes nervosas. Não se deve negligenciar a possibilidade de que a digestão — novamente ela — esteja na origem dessas pressões, ou, então, que as dores venham de problemas ginecológicos não tratados.

A coluna vertebral forma o eixo do nosso corpo. Ela carrega todo o nosso peso e nos possibilita ter uma boa postura.

A coluna vertebral é constituída de vértebras e de discos intervertebrais amortecedores — pequenas cartilagens —, posicionados nos espaços entre as vértebras. E o conjunto do eixo é sustentado pelos dois músculos que descem, de ambos os lados, perto da coluna vertebral, da base do crânio até o cóccix. As dores lombares têm diversas causas.

Por um lado, elas podem ocorrer devido ao inchaço dos discos intervertebrais (as cartilagens retêm líquido facilmente, como esponjas). Quando isto acontece, elas apertam a raiz nervosa que parte da medula espinhal na superfície do espaço intervertebral. Assim, a dor aparece a cada movimento. Acontece que a quantidade de líquido nos discos depende do equilíbrio entre os estrogênios e a progesterona. Dessa forma, um desequilíbrio dos hormônios femininos provoca dores lombares frequentes, que podem se agravar em função do ciclo menstrual.

Por outro lado, a estagnação do sangue na pequena bacia, o inchaço dos intestinos e a constipação favorecem a estagnação do sangue na coluna lombar e o inchaço dos discos intervertebrais. A barriga estufada também desequilibra o eixo vertical, puxando a coluna vertebral para a frente, o que fragiliza as raízes lombares, que ficam menos estáveis diante de sobrecargas físicas, de movimentos ou de carregar bolsas pesadas. As dores chamadas de estagnação são diferentes: surgem, principalmente, com as mudanças de posição. Depois de realizar esforços, quando os "músculos estão aquecidos", essas dores diminuem: o trabalho muscular faz o sangue circular e diminui a estase (estagnação da pequena bacia), os discos intervertebrais desincham com isto e deixam de exercer pressão sobre as raízes nervosas.

Dores cervicais e torcicolos

Além da má postura, a tensão nervosa por causa da sobrecarga de trabalho pode ocasionar dores nas costas. Os músculos se contraem e ficam duros como pedras. Um verdadeiro "nó emocional" surge na boca do estômago e serve de obstáculo para os movimentos do diafragma e a boa respiração.

UMA CONSULTA

Quando Alexandra entra em meu consultório, reparo de imediato sua grande estatura e sua postura um pouco encurvada. Desde a infância, ela usa óculos de lentes grossas. Está pálida, com uma expressão cansada, certamente devido à falta de sono. Quando peço para ela virar a cabeça, não consegue, nem para a esquerda, nem para a direita. Por causa de seu defeito na vista e de sua estatura elevada, Alexandra adotou a má postura, e está pagando por isso. Os motivos que a levam a se consultar comigo são clássicos. Por causa da má postura, seu corpo se enrijeceu, seus músculos se contraíram. Essa tensão acabou travando seus movimentos.

Acontece que a irrigação sanguínea da base do crânio é garantida pelas duas artérias vertebrais que ladeiam a coluna vertebral. As contraturas cervicais, os torcicolos recorrentes e as contraturas que daí derivam servem de obstáculo para a boa irrigação do cérebro. Diminuem a oxigenação, perturbam o sono, o equilíbrio, a memória e a concentração e provocam dores de cabeça. Felizmente, esses males são reversíveis, desde que se cuide logo deles.

As raízes dos nervos na altura das vértebras cervicais garantem a inervação dos músculos e a articulação dos braços, dos ombros, dos cotovelos, dos pulsos até a ponta dos dedos, um pouco como se fossem fios elétricos. A dor que se sente é no cotovelo, ou no ombro, mas, na realidade, sua origem está longe, na altura do pescoço.

Conselhos práticos

Disfarce os efeitos nefastos da idade

Um lifting sem cirurgia

Sentir-se bem em seu corpo também significa neutralizar os efeitos do tempo para exibir sempre o melhor semblante possível.

Essa é uma área que descobri graças a uma de minhas queridíssimas amigas médicas. Como ela queria testar a eficácia de "lifting" da acupuntura, havia espetado pequenas agulhas somente do lado esquerdo do rosto, para comparar com o direito. Isso funcionou tão bem que ela ficou horrorizada ao se olhar no espelho: teve a impressão que um lado tinha permanecido velho enquanto o outro havia rejuvenescido! Ela então correu para espetar algumas agulhinhas do lado direito, para recuperar seu belo aspecto de mulher sempre jovem!

Se pararmos para pensar, é bem simples. Basta nos perguntarmos: por que as crianças não têm rugas? Por que as imperatrizes chinesas também não tinham rugas, enquanto as mulheres do povo eram muito enrugadas?

A resposta pode ser encontrada na anatomia. Normalmente, a pele é esticada entre os músculos, como quando estendemos roupas no varal para secar. Quando os músculos perdem a flexibilidade, não conseguem mais esticar a pele completamente. E quando afrouxam um pouco, a pele forma rugas. O meio mais natural, portanto, é estimular os músculos para que eles continuem esticando a pele. É esse mecanismo que está na base do efeito de "lifting" com acupuntura. É fisiológico e reforça o sistema natural do organismo.

OS PONTOS A SEREM MASSAGEADOS PARA ESTIMULAR OS MÚSCULOS DO ROSTO

- O ponto "Grande fenda" (*juliao*), localizado na linha mediana da pupila e no nível da borda inferior da asa do nariz, do lado de fora do sulco naso-labial.

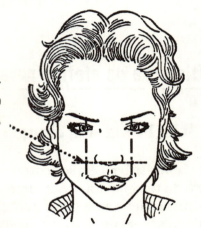

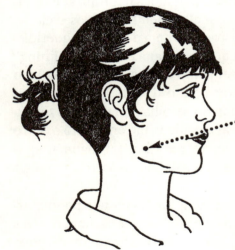

- O ponto "Carruagem da mandíbula" (*jiache*): quando cerramos os dentes, o ponto fica no topo do músculo masseter.

- O ponto "Grande *ying*" (*daying*), localizado no fosso entre o ângulo da mandíbula e o músculo masseter.

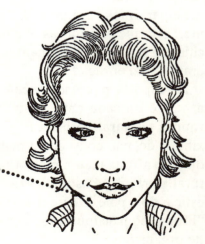

- O ponto "Celeiro da terra" (*dicang*), situado em ambos os lados do canto da boca.

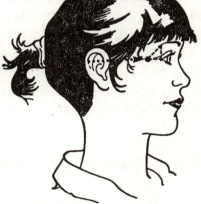

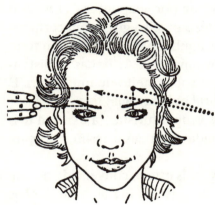

- "Resplendor do *yang*" (*yangbai*), localizado no alinhamento vertical da pupila, à distância de um dedo e meio (2 cm aproximadamente) acima do meio da sobrancelha.

- O ponto "Fenda da pupila" (*tongziliao*), que se localiza na depressão sobre a borda lateral da órbita.

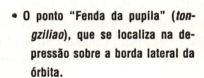

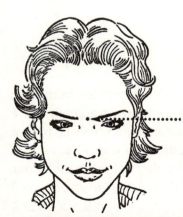

- O ponto "Palácio da chancela" (*yintang*), bem no meio da linha que liga uma sobrancelha à outra.

Note bem: as aplicações de Botox apresentam o efeito contrário. O Botox, toxina botulínica, é uma bactéria que provoca paralisia. Ela é utilizada em pequenas doses para paralisar localmente os músculos. Portanto, trata-se do mecanismo inverso ao da acupuntura: em um caso, estimulam-se os músculos que esticam a pele, no outro, eles são paralisados para que não se afrouxem mais tarde.

Desde que essa amiga me contou sua aventura, a cada ano, no dia do meu aniversário, pratico "lifting por acupuntura". Quando é feito à moda antiga, manualmente, é preciso girar com certa regularidade e durante duas horas as agulhinhas espetadas em todo o rosto para conseguir estimular os músculos. As linhas se distendem, a pele volta a se retesar, como sob o efeito de um bisturi. É algo espetacular e muito mais natural que cirurgia!

Hoje em dia, para felicidade dos acupunturistas, já existem máquinas que transmitem pequenas ondas elétricas e, assim, reforçam a ação das agulhas.

Passei anos sem fazer esse lifting, pois estava convencida de que minha vocação era aliviar dores. Até que um dia uma de minhas pacientes, de quem eu gostava muito, confessou que ia se submeter a uma cirurgia porque sofria de uma queda de órgãos. Esse procedimento estava, literalmente, enfraquecendo sua moral. "Estou me sentindo velha e feia", ela me disse. Achei-a tão triste que propus aplicar meu pequeno lifting para animá-la um pouco. O efeito foi tamanho que ela me garantiu ter ganho excelente humor e energias renovadas para descartar a cirurgia.

Seguro para um cabelo bonito

Certa manhã, descobrimos no espelho alguns cabelos brancos, e isto sempre nos choca um pouco... Não é muito agradável, não é mesmo? Contudo, este sinal é muito comum. Ainda mais se nossos pais tiveram cabelos brancos também por volta dos 40 anos. Isto significa simplesmente que o desempenho da síntese de melanina, a substância responsável pela coloração do cabelo, piorou. Se você quiser frear esse processo o mais rápido possível, pode recorrer à medicina tradicional chinesa. Segundo esta, a cabeleira pertence ao

QUEDA DE CABELO

Esse fenômeno, frequentemente, ocorre devido a uma desordem hormonal. É sempre mais prudente consultar um médico, que vai pedir um check-up da tireoide.

A solução

É possível reforçar a resistência do cabelo, graças a três remédios naturais que se complementam e devem ser tomados simultaneamente:

- Um tratamento de iodo. Este oligoelemento, que deve ser absorvido sob a forma de Oligosol, participa da produção dos hormônios da tireoide, aumenta a resistência contra agressões externas e melhora a microcirculação no nível do bulbo capilar.
- Um tratamento de sílica, conhecida por reforçar as fibras capilares.
- Uma cápsula de levedo de cerveja todos os dias, para que o cabelo cresça bonito e brilhante.

meridiano dos pulmões e, portanto, à esfera aérea. Isto não assusta, pois sabemos que o caule do cabelo se despigmenta, formando pequenas bolhas de ar. Essas bolhas se instalam no interior do cabelo e impedem a penetração da melanina. Isto explica, também, o motivo pelo qual um grande estresse "embranquece" o cabelo muito depressa. Na história russa, há casos de jovens mulheres presas por Stalin por motivos políticos, brutalmente separadas de seus filhos, o que fez seus cabelos embranquecerem em uma única noite. A medicina tradicional chinesa explica: a angústia danifica o meridiano dos pulmões. De uma só vez, as bolhas de ar no interior do cabelo cortam a passagem da melanina e eliminam a pigmentação dos fios.

Ajude seu organismo a se sentir leve...

Sucos de frutas, uma vez por semana

Quando a eliminação está comprometida e o metabolismo fica mais lento, é preciso agir. Por meio de um "tratamento de desintoxicação" de um dia em que só se bebe suco de frutas, é possível limpar o tubo digestivo, descansar o fígado e o estômago, inundar o organismo de preciosas vitaminas e recarregar as células do cérebro com um açúcar bom e indispensável. E ainda mantendo a silhueta. O cálculo é simples: um dia de sucos corresponde a algo entre apenas 200 e 300 calorias, o que contribui para baixar decisivamente a média da semana! Além disso, ao contrário do que se costuma imaginar, um dia de desintoxicação não cansa, deixa a pessoa mais leve.

O suco de abacaxi tem características que o tornam particularmente interessante. Essa fruta possui muita vitamina C (uma porção de 150 g de abacaxi contém mais de 27 mg, ou seja, mais de um

ALGUMAS RECEITAS

Abacaxi-gengibre
½ abacaxi,
3 laranjas,
4 fatias generosas de gengibre fresco.

Abacaxi-kiwi-hortelã
½ abacaxi descascado,
6 kiwis descascados,
5 folhas de hortelã,
2 fatias generosas de gengibre.

Delícia tropical
¼ de abacaxi,
¼ de melão,
1 papaia,
1 manga.

De legumes
6 cenouras,
1 maçã grande,
4 galhos de aipo,
6 folhas de alface,
20 folhas de espinafre.

Boa aparência
500 g de beterraba,
¼ de melão,
2 colheres de sopa de gengibre em pó,
2 colheres de sopa de folhas de hortelã.

Aparência melhor ainda
1 kg de cenouras,
4 tomates,
1 limão descascado,
10 g de manjericão.

terço da dose diária recomendada), vitamina A e vitamina E, que combinadas com a vitamina C oferecem um efeito antioxidante. Além disso, o abacaxi contém potássio, sódio, manganês, fósforo... E, acima de tudo, transforma o pH ácido dos alimentos em pH alcalino. A questão é que a acidez favorece o envelhecimento e, a longo prazo, pode causar várias doenças. Trata-se de um verdadeiro néctar da juventude, ideal para abastecer a energia sem engordar 1 grama.

Para reforçar ainda mais seus benefícios, pode-se acrescentar suco de gengibre. Essa planta fresca, que hoje pode ser encontrada facilmente, é um tônico extraordinário. Estimula as secreções gástricas e, graças às suas qualidades antissépticas, limpa o trato digestivo dos micróbios e bactérias nocivos. Mas, principalmente, ela "esquenta" o organismo, estimulando a circulação do sangue e acelerando o metabolismo. Resultado: a digestão melhora, e a "queimação" desaparece. Resumindo, é o melhor emagrecedor possível!

Ajude a digestão

Já vimos que a desaceleração das funções digestivas exerce muitos efeitos secundários em diferentes frentes. Para se sentir bem, basta seguir regras simples, que ajudarão no trabalho dos intestinos.

Para começar, é preciso comer fibras em todas as refeições. Frutas e legumes devem ser prioritários. Sob a forma de suco, fica mais fácil consumir uma quantidade maior (um copo de suco de frutas recém-batidas equivale a quatro frutas frescas). E, à noite, podemos deixar cinco grandes ameixas secas de molho em um copo com água morna. O suco e as ameixas serão muito eficazes se consumidos de manhã, antes do café.

Ou, ainda, caso se tenha coragem, é possível tomar uma colher de sopa de azeite de oliva em jejum, seguida de um copo de água quente e uma maçã.

OS PONTOS A SEREM ESTIMULADOS PARA O TRÂNSITO INTESTINAL

Para acelerar o trânsito,[1] massageie várias vezes por dia os seguintes pontos:

- Os dois pontos simétricos "Três distâncias do pé" ou "Ponto da energia vital" (*zusanli*), que se localizam à distância de quatro dedos abaixo do joelho (onde cessam as pequenas rugosidades da pele) e a um dedo de distância para fora.

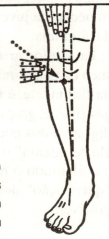

- Os dois pontos "Manancial *yin* do montículo" (*yinlingquan*), localizados na parte interna da perna, um pouco abaixo do joelho, na cavidade entre a cabeça da tíbia e o músculo da panturrilha.

- O ponto "Vale da junção" (*hegu*), em cada mão, localizado no espaço entre a primeira e a segunda articulações metacarpianas (entre o polegar e o indicador).

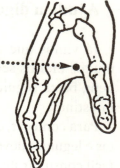

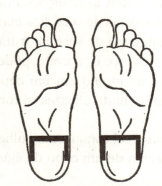

- Na sola dos pés, a área do intestino grosso fica justamente sobre o calcanhar.

As plantas indicadas

- Sementes de plantago: duas colheres de café em um copo grande de água, durante dois ou três dias. O efeito laxante possibilita descolar as matérias ressecadas que há anos estorvam as paredes dos intestinos, como vestígios arqueológicos, para elas ficarem novinhas em folha outra vez.
- Alecrim em infusão, porque essa planta estimula o funcionamento da vesícula biliar e a motricidade do cólon.

Em complemento alimentar

- Um comprimido de probióticos em jejum: os probióticos possibilitam o desenvolvimento de uma boa flora intestinal, indispensável para a digestão e a eliminação das toxinas.
- Sulfato de magnésio (em ampolas), também conhecido pelo nome de sal de Epsom, estimula a tração do cólon.

Mexa-se, respire!

Mexa-se, e você vai evacuar. A estimulação da tração do intestino grosso, como a dos músculos, depende do seu condicionamento físico. Caminhe, corra, suba escadas, faça ginástica, e sua digestão melhorará! A respiração abdominal também é eficaz, na medida em que permite massagear internamente os intestinos, o que vai ajudá-los a reencontrar uma tração satisfatória:

- Apoie as mãos na barriga. Inspirando, infle a barriga como uma bola, empurrando-a na direção contrária às mãos. Expirando, pressione suavemente a barriga, até o ponto máximo. Repita o exercício 24 vezes.
  Emende com uma respiração abdominal forçada:
- Inspirando, empurre ao máximo a barriga com as mãos, como se quisesse tocar sua coluna vertebral. Expire, incha a barriga empurrando-a na direção contrária às mãos. Repita 14 vezes.

Quando é preciso perder peso...

Juliette, uma mulher muito ativa, de 42 anos, está começando a se sentir mal com sua aparência: ela engordou e não consegue emagrecer, apesar de todos os regimes draconianos que tem feito. Vive sofrendo o efeito sanfona: assim que consegue perder 2 quilos, ela volta a ganhar 3 em algumas semanas. Na verdade, como ela não evacua bem, "estoca" calorias.

Juliette está desesperada: "Basta beber um copo d'água para engordar 1 quilo! Eu guardo tudo, aproveito tudo! Antigamente, eu podia comer qualquer coisa e continuava magrinha!"

O metabolismo dela sofreu uma modificação, como vimos. Ela precisa assumir novos hábitos.

E é melhor que o faça imediatamente, porque, depois da menopausa, fica muito mais difícil perder peso.

Etapa n° 1: desintoxique o organismo

Todos os filtros do corpo estão entupidos pelas toxinas, então, antes de qualquer outra coisa, é preciso fazer uma boa faxina. Para tanto, deve-se passar por uma sessão de hidroterapia de cólon, uma prática pouco agradável, porém totalmente necessária, antes de começar a dieta. Trata-se de uma lavagem praticada em determinados consultórios de cinesioterapia.

Etapa n° 2: desencadeie a perda de peso

No inverno, o organismo precisa se aquecer. Por isso, fica se reabastecendo, um pouco como se fosse uma chaminé. Ocorre que 1 g de gordura tem 9,3 calorias e 1 g de açúcar, 4,3 calorias. Portanto, é melhor iniciar um tratamento de emagrecimento no verão, durante as férias. Como a quantidade de comida ingerida será menor, vai ser preciso garantir que o organismo tenha as vitaminas necessárias, tomando-as como complementos alimentares.

Sendo assim, todas as manhãs, tome uma cápsula de complexo vitamínico.

Durante os três primeiros dias, as refeições serão compostas unicamente por sucos de legumes (pode-se fazer sopa e beber o caldo) e de frutas. No almoço, pode-se acrescentar um saquinho de proteínas (à venda em farmácias e nas lojas de produtos dietéticos). Contudo, é preciso desconfiar das dietas hiperproteicas, pois as proteínas animais são muito ácidas para o organismo. Como já observamos, a acidez destrói a flora intestinal e, a longo prazo, forma cristais que podem se manifestar sob a forma de cálculo (renal) ou dentro das articulações, causando artrose.

Depois dos três primeiros dias, além de continuar a beber muito caldo e sucos de frutas, pode-se degustar também os legumes da sopa. Caso sinta fome durante o dia, está permitido comer uma maçã ou uma pera.

Etapa n° 3: adote a velocidade de percurso

A dieta seguida deveria, praticamente, se transformar em um hábito alimentar. Tente se adaptar a ela e não voltará a ganhar peso. É o que faço há anos, e não engordei nem 1 grama.

Basta seguirmos um velho provérbio russo: "Coma seu café da manhã totalmente sozinho. Divida seu almoço com o amigo. E dê seu jantar ao inimigo!"

No café da manhã: uma tigela de "proticereais" (aveia e trigo integral), misturados com leite de soja, uma ou várias frutas e um café.

No almoço: peixe com legumes verdes.

No lanche: uma maçã, uma tangerina...

No jantar: apenas uma sopa de legumes e um pouco de frutas, ou, de vez em quando, um pedaço de frango, outra carne branca ou peixe, acompanhados de cenouras, abobrinhas e couve-flor cozidos no vapor.

Após ter atingido o peso ideal, está permitido voltar a comer arroz integral, cereais de todos os tipos e pequenas quantidades de laticínios. Os cereais integrais são mais interessantes, por serem repletos de fibras e, portanto, são de digestão mais fácil. Esses bons hábitos devem se transformar em um verdadeiro modo de vida. Não se trata de se cuidar durante algum tempo e retomar os maus costumes em seguida, embora seja difícil, algumas vezes, mudar os hábitos de modo tão radical. Ainda mais para quem come fora com frequência, indo a restaurantes com amigos.

Etapa n° 4: pratique esporte

Não é bom se exercitar demais quando você está com excesso de peso. As mulheres logo abandonam as boas intenções, porque não gostam de usar maiô ou trajes de ginástica. E, principalmente, os exercícios pesados podem cansar o coração, lesionar as vértebras e desgastar as articulações.

Em compensação, o esporte torna-se benéfico assim que começamos a perder peso. Três sessões de 30 minutos por semana são suficientes para conservar os músculos. No início, é melhor praticar exercícios suaves, na água. Natação é o ideal. Essa atividade possibilita queimar calorias "sem o efeito da gravidade", ou seja, sem forçar as articulações. Claro que piscina nem sempre é agradável no inverno. O cloro danifica a pele e o cabelo. Passar pelo menos uma semana fazendo talassoterapia em um spa é o método ideal para recobrar ou manter a forma no inverno. A água do mar é quente e no local há de tudo para aprendermos a gostar do exercício físico.

Para quem não gosta de exercícios ao ar livre, ou tem uma agenda que não o permite, existe também a opção do remoergômetro ou da bicicleta ergométrica caseiros. Esses equipamentos são extremamente práticos para as mulheres que não têm tempo, porque possibilitam economizar o tempo de deslocamento até a academia.

É possível dar uma forcinha ao trabalho muscular complementando a dieta, por um mês, com L-carnitina. Esse aminoácido ajuda a "criar músculo" e a eliminar gordura, porque tem a capacidade de transformar os tecidos gordurosos, os lipídios e o colesterol em massa muscular. Mas, atenção, essa substância só se ativa se você praticar pelo menos 20 minutos de exercício, três vezes por semana.

O condicionamento cardíaco também é um meio eficaz para perder peso, reforçando a massa muscular e acelerando o metabolismo

A DANÇA DO DRAGÃO

Outra "dica", a "Dança do dragão", é um exercício taoísta utilizado tradicionalmente pelas mulheres para manter uma bela silhueta. De pé, aperte as mãos uma na outra diante do peito, mantendo os dois joelhos juntos e ligeiramente dobrados. Leve as mãos até o ombro esquerdo e gire ao mesmo tempo os joelhos para o lado direito, formando uma espiral com o corpo. Depois, leve as mãos para o ombro direito e, simultaneamente, dobre um pouco mais os joelhos, girando-os para o lado esquerdo. Repita esses movimentos diversas vezes, dobrando os joelhos cada vez mais, até chegar ao chão. Então, repetindo os mesmos movimentos, torne a subir, aos pouquinhos, até a posição inicial. Repita a "Dança do dragão" diversas vezes. Comece com três vezes e vá aumentando progressivamente, até atingir o número correspondente à sua idade.

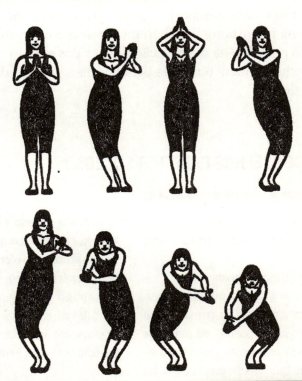

de base, além de ser um bom treinamento para o miocárdio, um dos maiores músculos do corpo. Para ser eficaz, o condicionamento cardíaco não deve ser praticado sempre na mesma velocidade. Depois de 5 minutos de caminhada em marcha rápida, é preciso passar de 15 a 20 minutos alternando o ritmo: aumentando o esforço até obter 150-160 batimentos cardíacos por minuto e, então, diminuindo até 130-140. O exercício termina com cinco a dez minutos de caminhada tranquila: a recuperação. Para ser eficaz o condicionamento cardíaco deve ser realizado três vezes por semana.

As plantas e os minerais

Diversas algas exercem uma ação benéfica sobre a velocidade do metabolismo e reduzem o apetite: chlorella, espirulina, fucus, *Garcinia*.

E não devemos esquecer os minerais: o zinco, por exemplo, desempenha importante papel no metabolismo da insulina, na regulação do apetite e na degradação dos tecidos adiposos.

O cromo também tem ação benéfica na regulação do metabolismo da glicose.[2]

TRÊS CONSELHOS PARA TER SUCESSO

- Abra mão do sal, que favorece a retenção de água e incha o organismo como uma esponja.
- Beba muito, especialmente tisanas de cavalinha, para ajudar a drenar as toxinas.
- Tome um suplemento de cromo (um ou dois comprimidos por dia): ele diminui os impulsos de comer doce e regulariza a insulina, um hormônio que garante o armazenamento das gorduras e dos açúcares. Na verdade, é preciso saber que depois de uma refeição abundante o pâncreas, sobrecarregado, secreta insulina em excesso. Isso provoca hipoglicemia mais para a frente. A sensação de fome então retorna e leva a pessoa a beliscar algo. Isso desencadeia uma nova secreção de insulina: é um círculo vicioso...

OS PONTOS PARA APLACAR A FOME

> É inevitável que no início haja a possibilidade de sentirmos fome, pois perdemos o hábito de fazer refeições leves. A eficácia dos pontos de acupuntura para aplacar a fome já foi comprovada.[3]

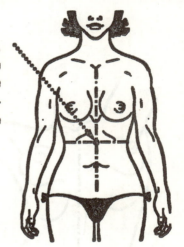

- O ponto "Meio do epigástrio" *(zhongwan)*, localizado na linha mediana do abdome, a meia distância entre o umbigo e o apêndice ósseo que termina o esterno, deve ser massageado no sentido horário, cada vez que você sentir fome.

- O já conhecido "Ponto do apetite" está localizado na orelha, na parte dianteira do lobo, bem no meio do tragus. Estimule-o com a ponta de uma caneta o máximo possível.

Evite o hipotireoidismo

Já vimos que as secreções da tireoide, quando são muito reduzidas, têm impacto no ganho de peso. Para evitar isso deve-se ingerir ampolas de iodo (à venda nas farmácias). Caminhar à beira-mar e comer algas são excelentes fontes de reposição. Isto é primordial para que a tireoide desempenhe bem seu papel de filtro do organismo.

OS PONTOS EFICAZES PARA EMAGRECER

- O ponto "Pivô celestial" (*tianshu*), localizado em ambos os lados do umbigo, no alinhamento vertical dos mamilos.

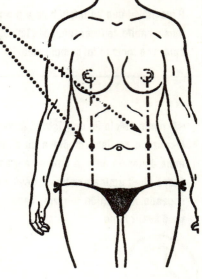

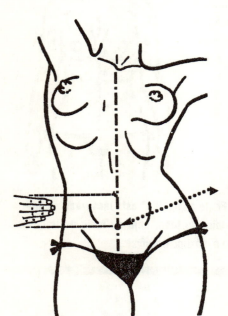

- O ponto "Porta do Qi original" (*guanyuan*), situado na linha mediana do baixo-ventre, à distância de quatro dedos abaixo do umbigo.

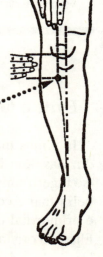

- Os dois pontos simétricos "Três distâncias do pé" ou "Pontos da energia vital" (*zusanli*), que se situam quatro dedos abaixo do joelho (onde cessam as pequenas rugosidades da pele) e a um dedo de distância para fora.

- O ponto "Capital grande" (*dadu*), localizado sobre a borda interior do pé, na base do dedão, na cavidade diante e embaixo da primeira articulação metatarsofalangiana.

- O ponto "Branco supremo" (*taibai*), situado no lado do pé, na base do dedão, logo abaixo da articulação proeminente.

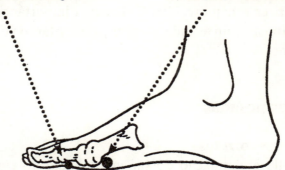

OS PONTOS AURICULARES

A estimulação dos pontos auriculares também é muito eficaz para perder peso.[4] Vários trabalhos científicos demonstraram não somente que ela reduz o apetite atuando sobre o centro do apetite dentro do hipotálamo, como também diminui o volume do estômago, estimulando o tônus de seus músculos.

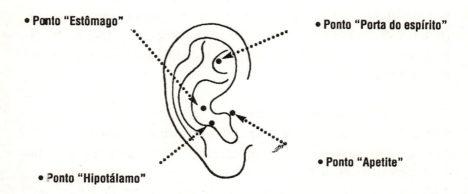

- Ponto "Estômago"
- Ponto "Porta do espírito"
- Ponto "Hipotálamo"
- Ponto "Apetite"

As consequências da má circulação

Não podemos esquecer que quando as pernas ficam pesadas, isto é consequência da má circulação do sangue, que pode provocar varizes e hemorroidas. É de suma importância tratar logo esses sintomas, com atitudes simples, que evitarão aborrecimentos posteriores.

Pernas pesadas

Os gestos corretos
- Estimule a circulação do sangue debaixo do chuveiro, alternando pequenos jatos de água quente e fria. Atenção, não é o frio que reforça a parede venosa, porém o contraste de temperatura, que estimula seus termorreceptores, tonificando-a. É preciso passar o jato muito rápido para poder alternar entre o calor e o frio.
- Use meias elásticas de contenção durante viagens de avião, ao fazer compras, enfim, com a maior frequência possível.

Em compensação, é preciso evitar a remoção cirúrgica das varizes, a não ser que a veia esteja completamente inoperante. E isto porque, quando uma veia esclerosa, o sangue vai, naturalmente, para o sistema mais profundo, que fica sobrecarregado e acaba dilatando também. Isto pode ocasionar distúrbios e edemas muito mais graves.

Os tratamentos necessários
- O ginkgo biloba tonifica a parede dos vasos sanguíneos.
- A rutina estanca pequenos sangramentos nos microvasos e estabiliza a resistência de suas paredes.
- Durante o verão, um tratamento à base de rutina, de vitamina C (500 a 1.000 mg por dia), além de dois comprimidos de cálcio 500, sendo que um de manhã e outro à noite, para estabilizar a resistência das paredes das artérias.

As hemorroidas

Baihui

• Não devemos esquecer que as veias hemorroidárias são uma ramificação da veia porta que sai do fígado para conduzir o sangue até a pequena bacia. O inchaço dessas veias é ocasionado pelo mau funcionamento do fígado ou por constipação. Um acupunturista vietnamita tratava das hemorroidas muito volumosas e dolorosas espetando uma única agulha no ponto "Cem encontros" (*baihui*), localizado no topo da cabeça, bem no centro da linha que liga o topo dos pavilhões das orelhas. Esse ponto regula toda a circulação sanguínea na pequena bacia. Pode-se massageá-lo de dois a três minutos, várias vezes por dia.

OS PONTOS A SEREM ESTIMULADOS PARA A CIRCULAÇÃO SANGUÍNEA

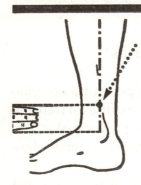

• O ponto "Cruzamento dos três *yin*" (*sanyinjiao*), localizado na parte interna da canela, à distância de três dedos acima do ponto mais proeminente do maléolo interno.

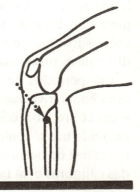

• O ponto "Manancial *yin* do montículo" (*yinlingquan*), você o sentirá na parte interna da perna, um pouco abaixo do joelho, na cavidade entre a cabeça da tíbia e o músculo da panturrilha.

Em caso de crise

- Consulte um médico que receitará remédios adequados.
- Deixe correr água fria no ânus após a evacuação, para tonificar as veias hemorroidárias.
- Tome castanha da índia e ginkgo biloba: uma cápsula nas três refeições. Cuidado, os condimentos e o álcool favorecem a formação das hemorroidas.

Para prevenir uma recaída: faça o exercício do veado...

Na China, uma lenda popular conta que esse belo animal contrai frequentemente o ânus. Por isso, os médicos chamam a contração do ânus de "exercício do veado" (como se a intenção fosse fazer subir o reto). Pratique-o com a maior frequência possível — dentro do carro no sinal vermelho, no escritório... Basta segurar alguns instantes, inspirando, e então relaxar, expirando.

Os tratamentos a serem feitos

- A castanha da índia e o ginkgo biloba, assim como os probióticos, melhoram a circulação sanguínea e a plasticidade das paredes venosas.
- Elimine o tabaco, que danifica os vasos sanguíneos e aumenta a viscosidade do sangue (veja os conselhos práticos nos Anexos).

Estimule o fígado para evitar câimbras

Já vimos que os músculos podem se asfixiar por causa do ácido lático que produzem em quantidade elevada por causa do trabalho muscular. Esse ácido lático é responsável por provocar dor. E a única substância capaz de destruí-lo é uma enzima, a lactase desidrogenase, produzida pelo fígado.

Em períodos de práticas esportivas intensas, é preciso comer uma banana várias vezes por semana. É uma fruta rica em ferro e em cobre, dois oligoelementos indispensáveis para a fixação do oxigênio nos glóbulos vermelhos. Também ajudam a formar a enzima capaz de desintoxicar o ácido lático, o que ajuda na prevenção das câimbras e da fadiga muscular.

- Aconselha-se recorrer à homeopatia em períodos de crise, como tratamento preventivo antes da prática de esforço intenso, ou quando a dor estiver lancinante. Pode-se utilizar a forma homeopática do cobre — *Cuprum* de 5ch — na dose de três glóbulos, quatro ou cinco vezes por dia.
- Para aliviar a dor, massageie imediatamente o ponto "Apoiar a montanha" (*chengshan*), localizado na parte alta do músculo da panturrilha.

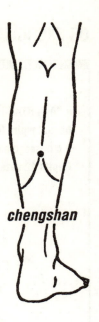
chengshan

Combata as dores na coluna vertebral

A HISTÓRIA DA TARTARUGA

Este movimento está ligado a uma velha lenda taoísta: há muito tempo, nas altas montanhas dos contrafortes do Himalaia, uma família ficou presa em uma gruta depois de uma avalanche. O oxigênio e o alimento logo terminaram e todos viam a hora da morte se aproximar, até que repararam em uma tartaruga, tão imóvel que inicialmente a confundiram com uma pedra. Como é que ela sobrevivera tanto tempo naquela gruta? Enquanto a observavam, notaram a tartaruga colocar a cabeça muito lentamente para fora da carapaça, estendê-la em direção a uma gota d'água que escorria pela parede, lamber o líquido e, então, voltar a recolher lentamente a cabeça. Toda a família resolveu imitar o animal. A lenda diz que graças a esse simples exercício todos sobreviveram por anos, até serem libertados por montanheses que passavam por lá!

OS EXERCÍCIOS

• **"A TARTARUGA":** abaixe o queixo para o peito, erguendo bem o topo da cabeça. Inspire lentamente. Ao expirar, leve a cabeça para trás. Estenda o queixo e o pescoço para o alto. Inspirando, volte com o queixo para a posição inicial. Repita 12 vezes esta sequência.

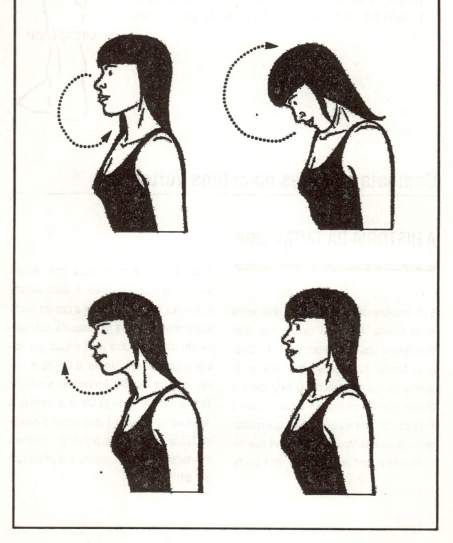

- **"A GROU"**: faça os movimentos do exercício anterior em sentido contrário. Ao inspirar, jogue a cabeça para trás, mantendo o queixo para o alto. Expire lentamente, com o queixo estendido para a frente, descreva um círculo, estendendo depois o queixo para baixo. Repita 12 vezes este movimento.

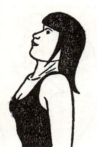 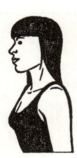 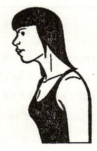 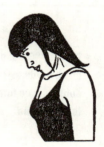

- **"O OLHAR NO INFINITO"**: movimento muito eficaz para manter a flexibilidade do pescoço e aumentar sua mobilidade. De pé, fixe o olhar no horizonte. Inspirando lentamente, sem mexer o corpo, gire o máximo possível a cabeça para o lado esquerdo, mantendo o olhar fixo no infinito. Expire enquanto retorna à posição inicial. Faça o mesmo movimento para o lado direito. Repita o exercício várias vezes durante o dia.

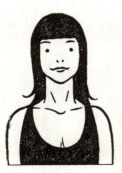 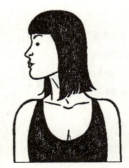 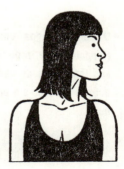

OS PONTOS A SEREM ESTIMULADOS PARA COMBATER AS DORES NA COLUNA VERTEBRAL

Para aliviar as dores no pescoço e o torcicolo, massageie diversas vezes por dia, durante dois ou três minutos, os seguintes pontos:

- O ponto "Riacho posterior" (*houxi*), localizado na borda exterior do mindinho, no nível da dobra que se forma entre a palma e o dedo ao fechar a mão.

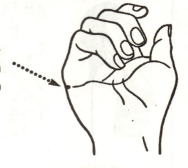

- O ponto "Pescoço rígido" (*luozhen*), situado nas costas da mão, na cavidade entre o indicador e o dedo médio.

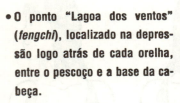

- O ponto "Lagoa dos ventos" (*fengchi*), localizado na depressão logo atrás de cada orelha, entre o pescoço e a base da cabeça.

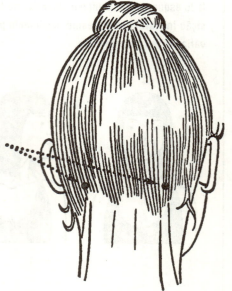

NA SOLA DOS PÉS

• A área que corresponde às vértebras cervicais está localizada na borda interna do dedão do pé. Basta massageá-la durante alguns minutos.

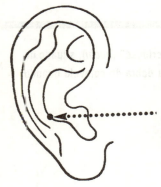

NA ORELHA

• Aqueça os pontos auriculares "Vértebras cervicais" e "Pescoço", massageando-os com a ponta de uma caneta durante dois ou três minutos.

MAIS INFORMAÇÕES SOBRE A AURICULOTERAPIA

Reconhecida pela Organização Mundial da Saúde (OMS) desde 1987, a auriculoterapia é um método que utiliza o pavilhão da orelha para diagnóstico e tratamento. De acordo com os auriculoterapeutas, o pavilhão da orelha é um "mapa geográfico" do corpo, e cada região da orelha corresponde a uma parte do corpo ou a um órgão. Dessa forma, os especialistas podem verificar os diferentes pontos de distúrbio e encontrar o local de comando que possibilita uma ação terapêutica. O tratamento consiste em estimular os pontos, que podem ser massageados com uma ponta arredondada, com a aplicação de pequenas miçangas, com agulhas de acupuntura clássicas ou, ainda, com a aplicação de miniagulhas, que permanecem por alguns dias e depois caem sozinhas.

Tendinites no cotovelo

OS PONTOS A SEREM ESTIMULADOS PARA COMBATER AS TENDINITES

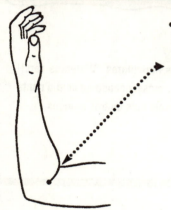

- O ponto "Charco tortuoso" (*quchi*), situado no ângulo exterior da dobra do cotovelo quando flexionado.

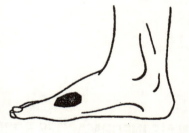

NA SOLA DO PÉ
- Como no caso do torcicolo, massageie a zona reflexo das vértebras cervicais, na borda interior do dedão do pé.

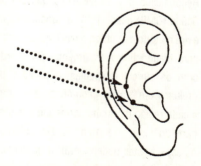

NA ORELHA
- Os pontos auriculares "Pescoço" e "Vértebras cervicais" devem ser aquecidos com a ponta de uma caneta por alguns minutos.

OS EXERCÍCIOS

- "O Tigre desloca montanhas" é o nome promissor deste exercício: de pé, inspire, levantando os braços até a altura do peito. Expire lentamente, dobrando os cotovelos e levando os braços para a frente, como se estivesse empurrando uma grande bola. Inspirando fundo outra vez, abaixe devagar os braços. Repita este exercício uma dezena de vezes, encadeando os movimentos.

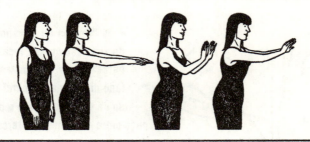

As lombalgias

A alimentação

Deve-se evitar completamente o consumo de café e álcool durante a crise, porque estas bebidas favorecem as contraturas musculares. Em compensação, chá quente e mel são indicados para aliviar a dor.

Bons hábitos

Em períodos de crise, e pelo menos nos dois ou três dias seguintes, use um cinturão lombar flexível, ele vai aliviar o trabalho das vértebras. Se possível, durma com esse cinturão. Depois, mesmo que não tenha mais dores, revise o conteúdo de sua bolsa. Não esqueça que nunca se deve carregar mais de 2 quilos...

A osteopatia é um complemento muito bom para o tratamento das dores lombares.

OS PONTOS A SEREM ESTIMULADOS PARA COMBATER AS LOMBALGIAS

> Vários trabalhos científicos comprovaram que os pontos de acupuntura são muito eficazes no tratamento das lombalgias, especialmente como complemento dos tratamentos clássicos.[5]

- Os "Pontos de transporte dorsal do rim" (*shenshu*), localizados na parte inferior das costas, de cada lado da coluna vertebral, à distância de três dedos para o exterior do espaço entre a segunda e a terceira vértebras lombares (parta do umbigo, dê a volta até a coluna vertebral e você chegará exatamente no ponto entre a segunda e a terceira vértebras lombares).

no nível do umbigo

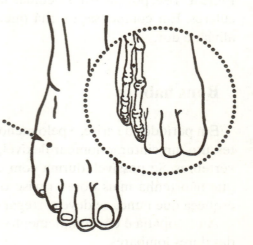

- O ponto "Lágrimas caindo" (*zulinqi*), localizado no peito do pé, no espaço entre o quarto e o quinto metatarso (entre o dedinho do pé e o dedo vizinho).

- O ponto "Manancial *yin* do montículo" (*yinlingquan*), situado na parte interna da perna, logo abaixo do joelho, na cavidade entre a cabeça da tíbia e o músculo da panturrilha.

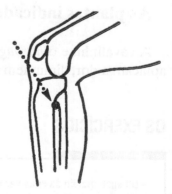

NA ORELHA

Também foram feitas pesquisas nessa área.[6]

Enquanto a dor persistir, pode-se fixar um grão de arroz com um pequeno pedaço de esparadrapo para exercer uma pressão contínua. Caso prefira, pode massagear as seguintes áreas com a ponta de uma caneta:

- A área das vértebras lombares
- A área dos rins
- A área do nervo ciático

NOS PÉS

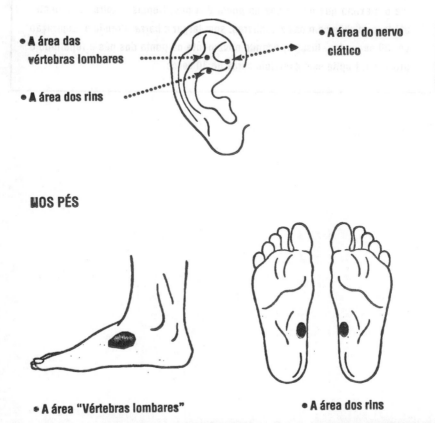

- A área "Vértebras lombares"
- A área dos rins

As plantas indicadas

A cavalinha e o *harpagophytum* (garra do diabo), em cápsulas, aplacam a dor, diminuem a inflamação e reduzem o edema.

OS EXERCÍCIOS

- Dê sustentação às suas vértebras e aos músculos da parte inferior das costas com um cinturão lombar, dia e noite, durante vários dias.
- Quando se sentir mais forte, pode fazer alongamentos. Fique de pé, de costas para uma escada (ou qualquer outra barra onde você possa se suspender). Fique na ponta dos pés e agarre a barra, o mais alto possível. Inspire, alongue--se o máximo que der, ainda na ponta dos pés. Depois, expire lentamente, até tocar o chão com os calcanhares, sem largar a barra. Prenda a respiração por 30 segundos. Inspire, ficando novamente na ponta dos pés e repetindo o processo. Repita este exercício cerca de 30 vezes.

Não esqueça

A época entre 40 e 50 anos é um período-chave, no qual se torna indispensável adotar bons hábitos para enfrentar o futuro com serenidade e plenitude. Até os 40 anos, não há nada definitivo nos males ainda não tratados, nos maus hábitos alimentares, nos quilos excedentes, nas dores de coluna... Quando o decênio seguinte começar, isso tudo ficará mais difícil. Por isso, é preciso cuidar de si desde já, compensando principalmente a desaceleração do metabolismo, através da limitação dos gastos energéticos, e reforçando as defesas imunológicas.

BONS HÁBITOS

Todas as manhãs, tome:
- Uma cápsula de probióticos (veja na página 54). Um coquetel de vitaminas A, E, C e selênio, além de uma cápsula de ômega 3, em meses alternados;
- No inverno: uma cápsula de ginseng siberiano (veja ficha com características na página 46) para se adaptar melhor ao estresse provocado por essa estação, prevenir o cansaço e estimular as defesas contra os vírus do meio ambiente.
Na primavera e no verão, tome uma cápsula de cavalinha, para estimular os rins e evitar a retenção de líquido.

Diariamente:
- Massageie as áreas dos rins localizadas nos pés antes de calçar as meias de manhã. Isto estimula as glândulas suprarrenais, reforça as defesas imunológicas, diminui o cansaço e o estresse, e, ainda, estimula o funcionamento do sistema urogenital: rins, ovários, útero;
- Massageie os seios, trinta vezes em um sentido e 24 no outro, para fazer a linfa circular.

Uma vez por semana:
- Pese-se;
- Faça um tratamento de "desintoxicação" com 100% de sucos de frutas.

Três vezes por semana:
- Pratique 30 minutos de exercícios voltados para o condicionamento cardíaco.

De 50 a 60 anos
Nada de pânico com a menopausa!

Alguns anos atrás participei de um congresso de imunologia na Universidade George-Washington, nos Estados Unidos. Foi lá que conheci Linda, esposa do presidente de uma das cátedras universitárias, ela própria médica e professora de imunologia. Linda, aos 55 anos, era uma mulher muito bonita, de cabelos castanhos e com um queixo poderoso que deixava evidente seu gênio forte. Sua voz era clara e determinada, dava para perceber que se tratava de uma professora universitária acostumada a dar aulas.

Durante a cerimônia de encerramento do congresso, realizada na casa de Linda e do marido, nos arredores de Washington, reparei que o semblante dela estava cansado e aborrecido. De vez em quando, ela desaparecia, deixando os convidados aos bons cuidados do marido.

Fomos ao jardim para o jantar. Várias mesas redondas haviam sido posicionadas em volta de uma magnífica piscina, decorada com flores e velas que flutuavam na água, sobre folhas de lótus. Já era noite e o jardim parecia mágico. Linda e o marido iam de mesa em mesa, para conversar um pouco com todos. Ao chegar à nossa mesa, Linda me parabenizou calorosamente pela minha intervenção e me pediu para ficar um pouco mais que os outros convidados, depois do jantar, para podermos conversar. Claro que fiquei encantada.

Quando todos os convidados se retiraram, ela me levou ao seu escritório. E, de repente, desatou a chorar.

— Desculpe por ter que lhe pedir ajuda, principalmente tão tarde da noite, mas não encontrei solução. Há aproximadamente um ano sofro de distúrbios hormonais, com certeza associados à menopausa, que infernizam minha vida. Eu, que sempre fui tão forte e nunca ficava doente, agora vivo angustiada, com insônia, e, principalmente, sentindo terríveis ondas de calor. Você certamente deve ter notado minhas ausências durante a noite, não é? Foi por causa disso. Eu não queria deixar a desejar como anfitriã, mas, a cada 30 minutos, tenho acessos de transpiração e preciso me trocar. Meu rosto fica muito vermelho e me sinto sufocar, de tal maneira que preciso sair. Meu ginecologista já tentou de tudo, mas a situação não melhora. Inclusive porque não posso seguir um tratamento de reposição hormonal, pois na minha família há muitos casos de câncer de mama. Sinto que estou envelhecendo de repente... Ouvi você falar sobre acupuntura no congresso... Será que tem alguma solução para os meus problemas?

Eu a encarei, espantada de ver aquela mulher forte e determinada sofrendo tanto.

Entre os 50 e 60 anos, o declínio dos hormônios sexuais leva à menopausa. Trata-se de um período semelhante à puberdade, só que em sentido contrário. Esse distúrbio hormonal passageiro pode desencadear reações neurovegetativas difíceis de suportar: ondas de calor, angústia, insônia, taquicardia, dores articulares e problemas de circulação sanguínea.

A menopausa também tem a ver com o "pânico da porta que se fecha". Repentinamente, nos damos conta de que já não somos jovens... Essa sensação pode ser dolorosa, porém é inevitável. Deve-se frisar que é um estado fisiológico normal, não é uma doença. O fim da menstruação significa apenas que a função de procriação cessou, que os ovários já não produzem óvulos e o organismo não precisa mais perder sangue e energia a cada mês. Claro que é um período de transformação: o organismo fica, naturalmente, mais frágil, no entanto, em caso algum devem aparecer manifestações patológicas. Todos os problemas ligados a esse período da vida são perfeitamente evitáveis.

A medicina tradicional chinesa oferece todas as soluções para resolver o desequilíbrio hormonal e aliviar seus sintomas. As mulheres enfrentam esses distúrbios desde o início dos tempos, e como o tratamento de reposição hormonal ainda não existia, os médicos eram obrigados a encontrar soluções.

Entre os 50 e os 60 anos, começamos a respirar. A vida é menos estressante do que dez anos antes. Os filhos já estão crescidos e independentes. Mesmo que continuem dando margem para preocupações, já conseguem se virar sozinhos em muitas coisas. Nós nos sentimos menos úteis e, às vezes, isso dá uma sensação de vazio existencial. Contudo, isso também é motivo de alegria, pois é a prova de que nós os educamos bem.

Do ponto de vista profissional, podemos relaxar. Já comprovamos nossa capacidade e não há mais nada a provar. Agora, o que nos preocupa é algo de outra natureza. Podemos ter o desejo de dar uma nova orientação à nossa vida. Pensamos no nosso futuro pessoal, individualmente ou como casal. Contudo, por mais forte que sejamos, podemos nos sentir mais frágeis, tanto do ponto de vista físico quanto do moral. Isto é normal, pois estamos entre duas margens...

É preciso considerar essa etapa não como uma provação, mas como uma volta a ser negociada, para passar muito bem durante os longos e magníficos anos que temos pela frente.

Em todas as idades, beleza é ter uma pele bonita, um cabelo lindo, mãos cuidadas. Mas, principalmente, um sorriso. Mais do que nunca, tudo depende do equilíbrio interior e da higiene de vida.

É preciso manter o amor pela vida e a confiança em si mesma.

Hoje em dia a palavra-mestra é vulnerabilidade. Estamos mais sensíveis a agressões familiares, sociais, profissionais e físicas. Resistimos menos aos vírus e micróbios. Quanto à relação entre agressões e defesas, poderia surgir um desequilíbrio.

MONITORAR

- distúrbios da menopausa;
- a depressão;
- o colesterol;
- a hipertensão arterial;
- a aparição de um câncer.

A menopausa

O declínio progressivo da produção hormonal gera várias transformações. Todo organismo se ressente dele. O coração às vezes dispara, e lágrimas enchem os olhos. É lógico, os hormônios também governam as emoções. O essencial é compreender bem o que ocorre em nosso corpo, e lembrar que temos todos os trunfos nas mãos para atravessar essa etapa da vida com serenidade!

Como em todos os períodos de transformação — a adolescência, por exemplo —, nós nos encontramos entre as duas margens do rio e nos sentimos menos estáveis e mais vulneráveis. A menopausa é uma etapa fisiológica incontornável. A menstruação desaparece, e isso é normal. É o fim da idade para fazer filhos. E, para sermos sinceras, já nem temos mais vontade de engravidar. De qualquer maneira, é preciso se acostumar à ideia de não ser mais fértil, o que não é uma mudança fácil de aceitar para algumas mulheres.

Por outro lado, confundir menstruação e feminilidade é algo fora de questão. Como não há razão alguma para prolongar o ciclo menstrual, estimular a secreção hormonal pode ser muito útil. E isto porque são esses hormônios que possibilitam que permaneçamos jovens e bonitas, sintamos desejo e prazer nas relações sexuais e não percamos a alegria de viver. E disto não há como abrir mão.

As mulheres nobres da China imperial não consideravam a menstruação um símbolo de feminilidade, mas de maternidade. Quando não desejavam filhos, recorriam às plantas para interromper o ciclo, deixando a menstruação voltar assim que quisessem um herdeiro. Para elas, os sangramentos não passavam de perdas de energia.

A ópera chinesa traduz bem esse modo de pensar, pondo em cena mulheres sublimes, fortes e que não menstruam: as Imortais.

Os dissabores da menopausa

A hipersensibilidade dos 50

A partir dos 50 anos, a maioria das mulheres fica muito sensível, com os nervos à flor da pele. Dois fatores privilegiam esse estado emocional. Muitas coisas estão mudando ao seu redor. Os filhos se afastam, às vezes o casamento fica capenga. Profissionalmente, sabemos que chegamos ao auge. É chegada a hora dos grandes questionamentos pessoais: será que fiquei velha? Ainda sirvo para alguma coisa? A questão é que a baixa hormonal ainda piora um pouco mais esse quadro. Já não encontramos firmeza para nos situarmos pessoalmente no meio dessa algazarra. É algo que podemos constatar todos os dias: assim que as secreções hormonais não estão mais reguladas, o humor sofre um baque. As adolescentes, com o ciclo ainda irregular, choram com frequência. As mulheres grávidas, também, pois produzem muito mais progesterona — o hormônio da gravidez — do que estrogênios. O que causa variação no humor é um estado fisiológico de desequilíbrio hormonal. Em todas essas fases de transição, ficamos frágeis.

Em outro período da vida, teríamos sabido lidar bem com isso, mas, nessa época, lidamos mal com as agressões externas, vivemos dramatizando as situações. Às vezes, somos derrubadas por uma verdadeira depressão.

O que é depressão? Costumo dizer que são os neuro-hormônios que vão para as cucuias. Onde está o belo equilíbrio entre os neuro-hormônios com atividade excitatória e os que freiam essa atividade? Onde está a boa resistência diante do estresse? A vontade de chorar sem motivo, a dramatização, o isolamento e o esgotamento nervoso e físico se instalam. Mas existem soluções para remediar esses sintomas. E, caso não sejam eficazes, é preciso consultar um médico, que talvez aponte para a necessidade de tomar antidepressivos. De qualquer maneira, reencontraremos nossa alegria de viver assim que chegarmos à outra margem do rio.

Os distúrbios do ritmo cardíaco

O declínio progressivo dos hormônios sexuais tem muitas repercussões sobre os músculos — inclusive sobre o músculo do coração —, que enfraquecem. Além disso, esse déficit de hormônios facilita o estreitamento dos vasos (arteriosclerose) e os distúrbios do ritmo cardíaco. Ainda, reduz a vascularização do coração, comprometendo sua resistência durante esforços físicos e psicológicos. Por fim, ele desacelera o metabolismo dos lipídios e favorece a formação do tecido adiposo.

A estimulação dos pontos de acupuntura possibilita ativar os hormônios femininos e também a receptividade de todos os outros tecidos do organismo diante desses hormônios. Os pontos de acupuntura são muito eficazes para melhorar a circulação sanguínea e o funcionamento do sistema cardiovascular, e até permitem prevenir as arritmias cardíacas e as isquemias (isto é, a diminuição do aporte sanguíneo nos órgãos), bem como a falta de irrigação do miocárdio.[1]

A hipertensão arterial

Três parâmetros contribuem para regular a pressão: a força do coração que impulsiona o sangue (sístole), a resistência das paredes dos vasos e o volume do sangue. Quando o coração trabalha demais e envia sangue pelas artérias com uma força exagerada, quando as paredes arteriais são muito rígidas ou quando uma retenção de líquido aumenta a quantidade de sangue, a pressão dispara. O estresse e o café também contribuem com isso, estimulando o coração. Assim, trata-se de modificar a resistência do organismo, levando todos esses fatores em consideração.

O colesterol

Por que o colesterol começa a subir por volta dos 50 anos, embora o regime alimentar não se altere? Porque a redução do funcionamento dos hormônios sexuais dificulta a assimilação das gorduras. E quando esse mecanismo falha, ou pelo menos quando fica menos operante, favorece a formação do colesterol e do tecido adiposo. Por esse motivo somos ameaçadas pelos pneuzinhos, principalmente na barriga.

Para frear esse processo é preciso agir no fígado. A eliminação do colesterol é garantida pelas enzimas hepáticas. É o fígado que, ao secretar certas enzimas, favorece a transformação do colesterol em bile, e sua posterior eliminação.

A mania que existe, hoje em dia, de apavorar as pessoas com a questão do colesterol não é sensata. Na verdade, não existe bom e mau colesterol. Simplesmente, parte do colesterol se oxida sob o efeito dos radicais livres, a exemplo de um pedaço de ferro que apresenta uma parte enferrujada, enquanto outra parte permanece brilhante. E é a fração do colesterol oxidado, chamado de "mau colesterol", que se cola nas paredes das artérias, produzindo a "placa de arteriosclerose" e limitando sua permeabilidade.

COLESTEROL: O CURATIVO DAS ARTÉRIAS?

O colesterol desempenha um papel fisiológico muito importante: é ele quem protege os vasos sanguíneos. As artérias são comparáveis a estradas largas, sobre as quais circulam as células sanguíneas. Lançadas a grande velocidade, essas células podem romper as muretas de proteção, ou seja, ferir as paredes das artérias. Um mecanismo de reparação é imediatamente ativado. O fator que desencadeia a coagulação do sangue dá o alarme, demanda a coagulação local e a reparação imediata do trecho danificado. A nível local, o colesterol preenche a brecha enquanto as células da mucosa se multiplicam e cicatrizam a lesão. Depois que a lesão tiver sido reparada, o colesterol se descola e é eliminado pelas enzimas hepáticas, que o transformam em bile.

Mas quando o colesterol se oxida, ele pode aderir às paredes dos vasos. Aos poucos, forma uma placa que endurece e, com o passar do tempo, pode obstruir a artéria, aumentando, simultaneamente, o risco de isquemia do miocárdio, isto é, uma irrigação insuficiente do coração.

A osteoporose

Um osso representa a tecnologia mais incrível que existe. Consideremos, por exemplo, o osso do calcanhar: é bem pequeno, tem apenas alguns centímetros. E é oco. Não obstante, ele suportará o peso do corpo, que equivale a mais de cem vezes o seu próprio peso, durante toda a vida. Crescemos, corremos, pulamos, e ele nunca se quebra.

Pode ser comparado a uma ponte: precisa ser sólido para suportar pessoas e veículos, precisa ser leve para não desabar e precisa durar anos.

Por que o osso é tão sólido e, ao mesmo tempo, tão leve? O osso é feito do periósteo, um tubo oco, porém atravessado por trabéculas, que formam um tecido, como um mastro com cabos tensores. É essa estrutura que possibilita tamanha resistência. A moderna tecnologia de ponta reproduz essa característica dos ossos para construir pontes mais sólidas.

Entretanto, a partir de certa idade, a espessura do osso pode diminuir. É o que chamamos de osteoporose. Mais frágil, pode fraturar. As vértebras se achatam, a cabeça e a parte superior do tronco se curvam para a frente.

É indispensável conservar a flexibilidade e a força dos ossos para assegurar-lhes longevidade.

Seus dois principais constituintes são o cálcio e o fósforo. Pequenos receptores sobre as membranas celulares dos ossos captam o cálcio para produzir os "tijolos" que solidificam o osso. A sensibilidade desses receptores, sua capacidade de captar o cálcio no sangue e utilizá-lo para construir os ossos podem se modificar com a idade, porque dependem do fundo hormonal.

Para assegurar esse processo é preciso atuar simultaneamente em várias frentes: faça uma suplementação para compensar as perdas de cálcio e pratique exercícios físicos com regularidade, o que lhe possibilitará conservar matéria viva e estimular os receptores das células ósseas.

Prevenção do câncer

O câncer não é uma fatalidade! O vigor das defesas imunológicas desempenha um papel-chave no desenvolvimento dessa doença. E é possível agir sobre esses fatores!

Nenhuma emoção nem nenhum choque psicológico pode criar um câncer. Um estudo americano chegou até mesmo a demonstrar que as mulheres que já sofreram com várias depressões nervosas não são mais atingidas pelo câncer do que as demais.[2] Em compensação, emoções fortes ou insistentes, de modo quase crônico, reduzem as defesas imunológicas. E é justamente dessas defesas que precisamos para eliminar as células cancerosas que nosso corpo, como todos os organismos vivos, produz a cada minuto. As células imunológicas as reconhecem e eliminam. Trata-se de uma "faxina" cotidiana. Portanto, é preciso cuidar das defesas, conservá-las e restaurá-las quando enfraquecem.

Os macrófagos (uma família de glóbulos brancos, "células de grandes comedores", etimologicamente) encarregam-se da tarefa de garis: eles reconhecem o intruso e o suprimem do organismo como um resíduo tóxico. Infelizmente, acontece que diversos fatores saturam os receptores (os órgãos de detecção dos macrófagos). Eles ficam cegos e incapazes de reconhecer as células cancerosas. Quais são esses fatores? A poluição, hormônios em quantidade elevada demais, o estresse crônico. Por exemplo, os estudos histológicos de tumores da mama comprovam, com frequência, sua relação com fatores hormonais: a hipersensibilidade dos receptores aos estrogênios.[3] Portanto, é o excesso de estrogênio que satura os receptores das células imunológicas e provoca a proliferação celular patológica descontrolada. Da mesma maneira, o tabaco satura os receptores das células imunológicas das vias respiratórias.

Para prevenir esse risco é preciso estimular as defesas imunológicas e manter uma higiene de vida satisfatória. A nicotina agrava a proliferação das células cancerosas. Ou seja, é importante não fumar e, pelas mesmas razões, não beber mais que uma taça de vinho tinto por dia (para saber como combater as dependências, consulte os Anexos). Cuidar da alimentação é primordial: é melhor comprar pouco e de boa qualidade.

As frutas e os legumes reduzem o risco de câncer. Em compensação, a ingestão de grandes quantidades de laticínios favorece câncer no cólon e na mama, por causa dos conservantes utilizados.

O esporte também serve como boa prevenção: um estudo demonstrou que meia hora de atividade física por dia diminui os riscos de tumores.[4] E o suprassumo: praticar uma atividade esportiva também protege a densidade óssea, melhora a qualidade do sono, fortalece o coração e, evidentemente, combate a perda de massa muscular da idade.

Conselhos práticos

Combata a vulnerabilidade

Já vimos que a palavra-chave dos 50 é vulnerabilidade. Há um remédio notável para combatê-la e reforçar o organismo. É a planta dos 50, a que ajuda a vencer o desafio. Na Rússia, é chamada "coroa do sol", porque seus botões são cor de ouro. Antigamente, os lavradores da Crimeia a usavam para todas as doenças. Para eles, tratava-se de um remédio universal. "Se tivesse que sobrar apenas uma planta, precisava ser a erva-de-são-joão", costumavam dizer.

A erva-de-são-joão ajuda a combater as agressões externas: em primeiro lugar, as climáticas (o calor, o frio, o vento), mas também as psicológicas (a queda hormonal traz mais sensibilidade e a mulher fica sujeita à depressão). O limiar de todas as resistências, sejam elas físicas, imunológicas ou psicológicas, é elevado com a erva-de-são-joão. Nos Estados Unidos, por exemplo, seu uso foi proibido depois de transplantes de órgãos, porque, ao estimular as defesas, essa planta pode ocasionar a rejeição do transplante. Com a ajuda da erva-de-são-joão podemos estabilizar nossas resistências imunológicas para combater os micróbios e os vírus.

Ela também protege dos choques psicológicos, ao reforçar a barreira da sensibilidade ao estresse e às fortes emoções.

Portanto, a partir dos 50 anos, pode-se começar a suplementação: 100 mg de erva-de-são-joão em pó, ou uma colher de café pela manhã e à noite, ou, então, uma cápsula de manhã e à noite. A erva-de-são-joão também existe em tintura-mãe homeopática. A dose correta: 40 gotas de manhã e à noite.

A ERVA-DE-SÃO-JOÃO E SUAS CARACTERÍSTICAS

Nomes vulgares: millepertuis, erva-de-são-joão.

Nome botânico: *Hypericum perforatum*.

Partes utilizadas: as flores e as folhas novas.

Origem: Europa, África do Norte e Oriente Médio.

Suas virtudes:

Trata a depressão ligeira e moderada, a ansiedade e a agitação nervosa. Um estudo demonstrou que o extrato de erva-de-são-joão é tão eficaz quanto a imipramina, uma molécula normalmente utilizada no tratamento da depressão.[5]

Atenção: são necessárias quatro semanas para que os efeitos da erva-de-são-joão comecem a ser realmente sentidos.

Posologia

100 mg de erva-de-são-joão em pó (uma colher de café), de manhã e à noite; ou uma cápsula de manhã e à noite; ou, ainda, em tintura-mãe homeopática, 40 gotas de manhã e à noite.

Contraindicações

Não tome a erva-de-são-joão com antidepressivos. Essa planta pode prejudicar a eficácia de certos remédios (como os para o colesterol e asma, os anticoagulantes e os contraceptivos orais).

Evite as manifestações da menopausa

As ondas de calor

Alimentação

Para evitar o surgimento das ondas de calor não se deve consumir em excesso alimentos que "aquecem", dilatando as veias, como café, álcool, pimentas, temperos... Deve-se beber muita água e privilegiar os produtos ricos em soja (que ajuda a combater as ondas de calor[6]): salada de soja, tofu, leite de soja...

OS PONTOS A SEREM ESTIMULADOS PARA IRRIGAR OS OVÁRIOS

A estimulação dos pontos de acupuntura possibilita melhorar a irrigação sanguínea dos ovários e prolongar seu funcionamento. A estimulação dos pontos é muito eficaz.[7]

- Os dois pontos "Riacho maior" (*taixi*), localizados na parte interna do tornozelo, na depressão logo atrás da proeminência do maléolo interno.

- Os pontos simétricos "Cruzamento dos três *yin*" (*sanyinjiao*), situados na parte interna da canela, à distância de três dedos acima do ponto mais proeminente do maléolo interno.

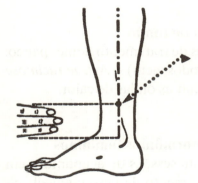

Melhore seu sono e estabilize o humor

As plantas indicadas

Os hormônios naturais são ideais. Aliás, para que tomar remédios se as plantas medicinais podem simular sua ação e obter os mesmos efeitos? Embora haja muita controvérsia científica a este respeito, acredito firmemente que esses produtos naturais não causam os efeitos nefastos dos hormônios sintéticos. Portanto, costumo recomendar às mulheres que se consultam comigo, o que recorreram às plantas em vez de fazer tratamento de reposição hormonal para a menopausa:

— *Actea racimosa*, soja, e *Angelica sinensis* imitam os estrogênios;
— Inhame e alquemila se comportam como a progesterona.

É preciso escolher uma planta em cada família e, assim, conseguimos um tratamento natural. Mas, cuidado, é estritamente necessário ingerir os dois, para equilibrar o funcionamento hormonal.

A homeopatia como tratamento de fundo

Podemos, ainda, fazer alguns meses de tratamento homeopático: *Lachesis* (veneno de cobra em microdosagem) e *Acteae racimose* 15 ch, para estimular os ovários e evitar as ondas de calor.

A flora também pode produzir hormônios femininos

Pesquisadores japoneses praticaram sessões de acupuntura em ratas ovariectomizadas, vítimas de aumento de peso e envelhecimento precoce. Eles observaram que, progressivamente, com o avanço das sessões, o fígado e as células gordurosas dos animais assumiam a tarefa dos ovários, passando a secretar estrogênios.[8] Essa é a prova de que é possível compensar a baixa hormonal da menopausa, mesmo quando os ovários não funcionam mais.

OS PONTOS A SEREM ESTIMULADOS PARA MELHORAR O SONO

- O ponto "Porta da mente" (*shenmen*), situado do lado interno de cada pulso, sobre a dobra, na altura do mindinho.

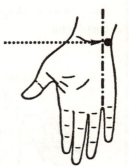

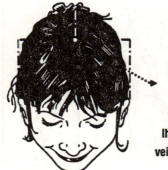

- O ponto "Cem encontros" (*baihui*), localizado no topo da cabeça, exatamente no meio da linha que liga o topo dos pavilhões das orelhas: ele estimula os centros do hipotálamo responsáveis pela regulação central dos hormônios.[9]

E O TRATAMENTO DE REPOSIÇÃO HORMONAL?

Os efeitos benéficos desse tratamento à base de estrogênios e progesterona são evidentes quanto ao envelhecimento do organismo, à osteoporose e às ondas de calor. Em compensação, seus efeitos nocivos são numerosos:[10] ele piora os problemas circulatórios, favorece o aumento de peso, eleva o risco de trombose e de embolia venosa ou cerebral. Também aumenta a formação de cálculos na vesícula biliar, amplia o risco de câncer de mama e de útero e, ainda, inibe as funções cognitivas.

Se, mesmo assim, você quiser tomar hormônios, então é melhor adotar os estrogênios sob a forma de gel (eles penetram no organismo diretamente através da pele, sem sobrecarregar o fígado) e passar o gel antes de tomar banho, para que o excesso seja eliminado pela água. Como complementação, recomendo tratamentos regulares de probióticos, que desintoxicam os intestinos, possibilitando, assim, melhor eliminação do excesso de hormônios.

MASSAGEIE OS PÉS

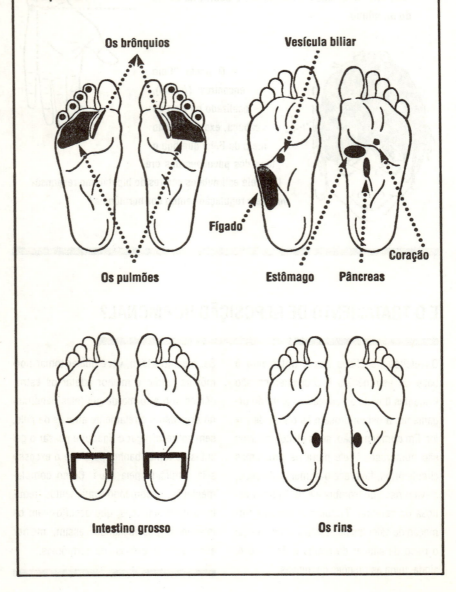

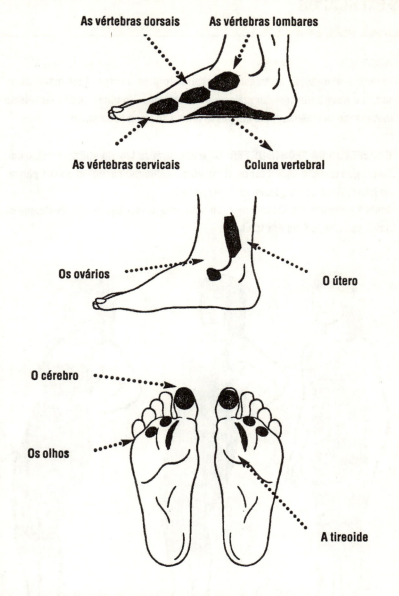

Para os distúrbios ligados à menopausa, massageie as áreas:
- "Útero";
- "Ovários";
- "Sistema nervoso central", na parte interna do dedão do pé.

OS EXERCÍCIOS

RESPIRE
Podemos massagear os intestinos respirando pela barriga. Este modo de se acalmar possibilita secretar mais neuro-hormônios. No início, esse mecanismo permanece consciente, mas em pouco tempo se torna automático.

O EXERCÍCIO DA "PONTE DE FERRO" é uma prática taoísta utilizada pelas mulheres que querem equilibrar os hormônios e estimular os órgãos de sua pequena bacia. Deve ser praticado uma vez por dia:
Junte o polegar e o indicador de cada mão para formar dois anéis. Posicione os anéis nos rins, acima dos lombos.

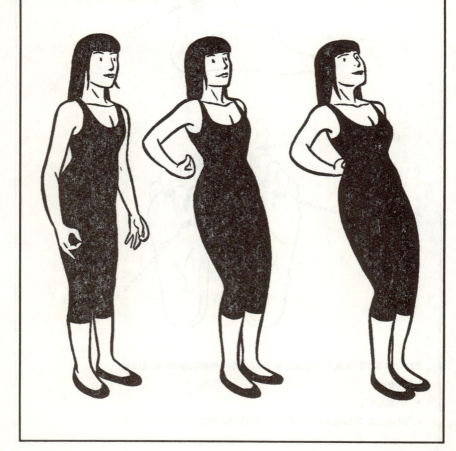

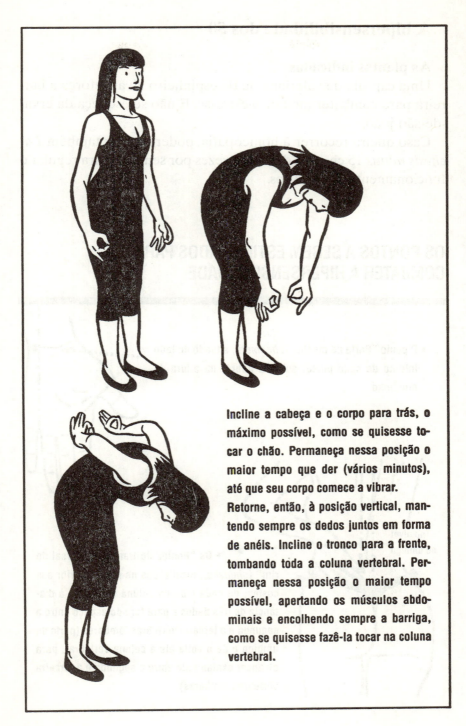

Incline a cabeça e o corpo para trás, o máximo possível, como se quisesse tocar o chão. Permaneça nessa posição o maior tempo que der (vários minutos), até que seu corpo comece a vibrar.
Retorne, então, à posição vertical, mantendo sempre os dedos juntos em forma de anéis. Incline o tronco para a frente, tombando toda a coluna vertebral. Permaneça nessa posição o maior tempo possível, apertando os músculos abdominais e encolhendo sempre a barriga, como se quisesse fazê-la tocar na coluna vertebral.

A hipersensibilidade dos 50

As plantas indicadas

Uma cápsula de valeriana ou de espinheiro alvar reforça a barreira para combater melhor o estresse. E não se esqueça da erva-de-são-joão.

Caso queira recorrer à homeopatia, poderá tomar também *Lachesis mutus* 15 ch, uma dose três vezes por semana, para regular o funcionamento dos ovários.

OS PONTOS A SEREM ESTIMULADOS PARA COMBATER A HIPERSENSIBILIDADE

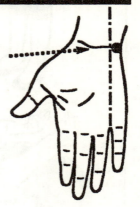

- O ponto "Porta da mente" (*shenmen*), situado do lado interno de cada pulso, sobre a dobra, na altura do mindinho.

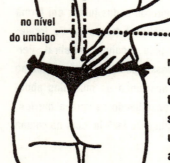

no nível do umbigo

- Os "Pontos de transporte dorsal do rim" (*shenshu*), localizados na parte inferior das costas, de cada lado da coluna vertebral, à distância de três dedos e para fora do espaço entre a segunda e a terceira vértebras lombares (parta do umbigo e dê a volta até a coluna vertebral, para alcançar exatamente entre a segunda e a terceira vértebras lombares).

- O ponto "Cem encontros" (*baihui*) garante um sono de qualidade. Ele se localiza no topo da cabeça, exatamente no centro da linha que liga o topo dos pavilhões das orelhas.

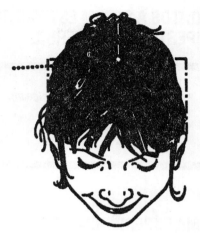

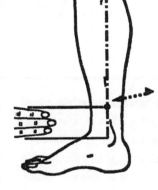

- O ponto "Cruzamento dos três *yin*" (*sanyinjiao*), que normaliza as funções ginecológicas. Está localizado na parte interna da canela, à distância de três dedos acima do ponto mais proeminente do maléolo interno.

Esses pontos devem ser massageados ou aquecidos com artemísia pelo menos uma vez por dia (confira como utilizar as moxas na página 24).

Hipertensão arterial

Alimentação

Para combater a retenção de líquido é preciso abandonar o sal. Ele pode ser substituído por um pouco de raiz de gengibre ralada (ou batida no mixer), que realça o sabor dos alimentos. Para estimular o funcionamento dos rins também é possível tomar tisanas de cavalinha, planta que favorece a drenagem.

Para combater o estresse é preciso parar de tomar café e substituí-lo por infusões de passiflora, valeriana ou de camomila, que moderam os hormônios do estresse, a adrenalina e a noradrenalina.

PONTOS A SEREM ESTIMULADOS PARA COMBATER A HIPERTENSÃO ARTERIAL

• O ponto "Portão interior" (*neiguan*).

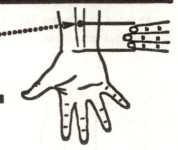

UMA EXPERIÊNCIA REVELADORA

Quando comecei a ensinar acupuntura na faculdade de medicina, minha primeira turma era composta de jovens estudantes de cirurgia. Já dá para imaginar a motivação deles! Estavam simplesmente furiosos de terem que se deslocar para uma disciplina que julgavam totalmente ineficaz. Então, logo na primeira aula, fiz com que realizassem uma experiência. Pedi que todos medissem a própria pressão arterial. Anotamos no quadro-negro os nomes e a pressão de cada um. Em seguida, separei os estudantes em dois grupos. Pedi ao primeiro grupo que massageasse durante dois minutos o ponto "Portão interior" no sentido horário. Depois, voltamos a medir a pressão de cada um dos membros do grupo. Assim, demonstrei que havia uma redução muito nítida da pressão arterial após a massagem. Depois dessa experiência, meus alunos passaram a me ouvir em silêncio.

Esse ponto fascina os especialistas. Fizeram estudos americanos com ratos geneticamente modificados com o gene da hipertensão. Ao estimular o ponto "Portão interior" com uma agulha fixada em suas patinhas, foi possível sumir com essa anomalia. Mas, o que foi mais interessante ainda, é que, nos ratos hipertensos munidos do mesmo dispositivo, o tratamento fazia a pressão voltar a subir! Dessa forma, é possível afirmar que o ponto "Portão interior" regulariza pura e simplesmente a pressão.

Os distúrbios do ritmo cardíaco

OS PONTOS A SEREM ESTIMULADOS PARA O RITMO CARDÍACO

> Diversos trabalhos científicos[11] comprovaram que a estimulação do ponto "Portão interior" normaliza o ritmo cardíaco, previne as arritmias cardíacas e melhora a vascularização do coração e o funcionamento do miocárdio.

- O ponto "Portão interior" (*neiguan*), localizado na parte interna do antebraço, a três dedos de distância acima da dobra do pulso, entre os dois tendões proeminentes.

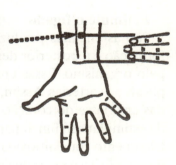

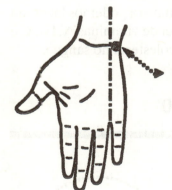

- O ponto "Porta da mente" (*shenmen*), situado do lado interno de cada pulso, sobre a dobra, na altura do mindinho.

- O ponto "Meio do tórax" (*shanzhong*), localizado na linha mediana do peito, entre a parte superior e inferior do esterno.

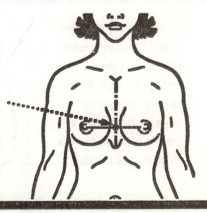

O colesterol

Alimentação

É estritamente necessário diminuir as gorduras animais, fontes de colesterol. No cardápio: arroz vermelho e algas. E não se esqueça da boa norma: em qualquer circunstância, deve haver cinco legumes ou frutas no prato todos os dias. Repletos de antioxidantes, estes últimos impedem a alteração do colesterol e a formação de placas de arteriosclerose.

Também é importante lembrar que o potássio é indispensável à boa irrigação do coração: pode ser encontrado nas frutas secas e nas batatas assadas no forno com casca.

Estimule o fígado

São as enzimas produzidas pelo fígado que asseguram a transformação e a posterior destruição do colesterol, que será eliminado pelo organismo. Essas enzimas, portanto, previnem o depósito de placas nas artérias. Assim, o fígado é um agente capital na proteção das artérias e do coração. É preciso cuidar bem dele e não deixar de estimular seu funcionamento. Toda primavera podemos fazer um tratamento com antioxidantes: um coquetel de vitaminas A, E e C e de selênio. Isso vai reduzir a oxidação do colesterol no sangue.

O PONTO PARA ESTIMULAR O FÍGADO

- O ponto "Penetração maior" (*taichong*), localizado no pé, entre o dedão e o segundo dedo. Ao estimular a secreção das enzimas hepáticas, ele melhora o metabolismo e a eliminação do colesterol.

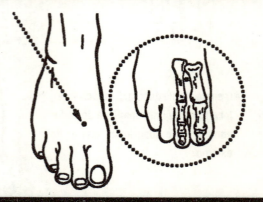

As plantas indicadas

As plantas que melhor convêm são a tília, a alcachofra, o crisântemo americano e a lecitina de soja. Para reforçar sua ação, é possível tomar, como complemento, aminoácidos como a taurina e a colina.

A osteoporose

Uma suplementação para absorver melhor o cálcio

Em vez de suplementar ou aumentar sua porção de laticínios (que apresentam o inconveniente de favorecer as alergias, o aumento de peso e vários outros problemas digestivos), é melhor focalizar a absorção do cálcio. Inicialmente, favorecendo um meio propício para sua boa assimilação. O cálcio não é absorvido em meio ácido. A adição dos conservantes nos laticínios torna o meio intestinal ácido e, portanto, todo cálcio segue o trânsito intestinal, sem ser retido pelo organismo. É preciso continuar tomando probióticos e antioxidantes (presentes nas frutas e nos legumes).

Em seguida, é necessário reforçar os receptores de cálcio, que dependem de dois fatores: a vitamina D e os hormônios femininos.

A vitamina D é responsável por ajudar a fixar o cálcio nos ossos. Para se reabastecer no inverno, basta fazer um tratamento à base de óleo de fígado de bacalhau. A sílica possibilita aos ossos melhor captação do cálcio. Pesquisadores demonstraram que as fraturas ósseas se regeneram três vezes mais rapidamente caso sílica seja acrescentada ao cálcio.

Quanto aos hormônios femininos, a partir da idade da menopausa é preciso tomar bioflavonoides de soja, que, como os estrogênios e a progesterona naturais, estimulam os receptores ósseos para captarem cálcio.

Ainda e sempre, exercício físico

O osso é uma matéria viva construída e reconstruída diariamente. Contudo, ele se regenera muito melhor quando está trabalhando. Trinta minutos de caminhada diária são suficientes para prevenir a osteoporose. A ginástica e todos os esportes que proporcionam contato com o solo são excelentes: dança, esportes com bola... Bicicleta e natação são menos eficazes para o esqueleto.

E uma vida ao ar livre!

O sol é indispensável para a produção natural de vitamina D pela pele. Por sua vez, a vitamina D é indispensável para a absorção digestiva do cálcio na alimentação. É primordial respirar ao ar livre, caminhar à luz do dia, aproveitar o mais ínfimo raio de sol...

Combata os sinais do tempo

Existem produtos muito interessantes para evitar que a pele resseque e o cabelo fique menos brilhoso — ambos efeitos da redução hormonal.

Os óleos de borragem e de onagra são verdadeiros coquetéis de ácidos graxos essenciais indispensáveis ao organismo. Nutrem e hidratam a pele, e ao regular a produção hormonal, combatem seu ressecamento.

Também vale a pena experimentar o óleo de argão, extraído das nozes de argão moídas, um verdadeiro produto de beleza que, segundo alguns dermatologistas, supera todos os cremes antienvelhecimento. O segredo seria sua riqueza em vitamina E e em ácidos graxos essenciais. É preciso comprá-lo puro, de preferência orgânico, mas, principalmente, prensado a frio (quando aquecido, perde grande parte de suas virtudes). Pode ser aplicado em máscara no cabelo e na pele. Também é possível verter o equivalente a dois ou três dedais de costura com algumas gotas de óleos essenciais na água do banho.

UTILIZAÇÃO

Óleo de argão:
• Seja em uso externo: espalhe um pouco de óleo na pele diariamente, como um creme, e como máscara no cabelo (será preciso encontrar a frequência necessária para manter o cabelo brilhoso);
• Seja como tratamento em uso interno: uma cápsula todas as manhãs, durante dois meses.

Cuide da alimentação

Como vimos no capítulo anterior, a partir dos 40, é importante estar atenta à alimentação. E, naturalmente, isto continua valendo para o decênio seguinte...

Portanto, seguem alguns novos conselhos:

Aposte nos antioxidantes

A maior parte do seu prato deverá ser constituída de legumes ou de frutas. Todos eles contêm antioxidantes e, assim, formam a chave da estratégia antienvelhecimento. Precisamos de vitamina E, de betacaroteno. A vitamina E é um antioxidante. Isto significa que ela ajuda o organismo a se livrar dos radicais livres, resíduos celulares muito destruidores para nossas células, afinal podem atacar as membranas celulares e até mesmo a estrutura do DNA, que carrega nosso patrimônio genético. Este é o motivo pelo qual a vitamina E — assim outros antioxidantes, como as vitaminas C e A, ou o selênio, por exemplo — desacelera o envelhecimento e, sobretudo, o desenvolvimento de lesões ou de danos celulares.

Ela pode ser encontrada nos óleos (azeite de oliva, de aráquide, de girassol ou de colza), nos frutos oleaginosos (amendoim, amêndoas e avelãs), nos peixes gordos (atum, salmão) e no fígado.

É preciso criar o hábito de consumir três ou quatro frutas secas diariamente: 25 g de avelãs frescas correspondem a quase metade das necessidades diárias de vitamina E. Nas frutas secas, especialmente nas amêndoas, também são encontradas vitaminas do grupo B, magnésio, potássio, fibras, gorduras saudáveis... e uma pequeníssima dose de cianureto que, diferentemente de uma dose elevada (veneno mortal porque paralisa a circulação sanguínea), estimula o músculo do coração e a circulação do sangue na artéria coronária.

Clorofila para os intestinos

Produzida pelas plantas, a clorofila transforma o CO_2 em oxigênio e o meio ácido em alcalino. É como se ela trouxesse "luz" aos intestinos, transformando o meio anaeróbico (sem oxigênio) em aeróbico.

Ela previne a fermentação — origem dos gases — e impede que as bactérias patogênicas, a maioria sendo anaeróbica, se instalem. Combatendo a acidez, também impede a inflamação crônica das mucosas, que origina a formação de pólipos. Já se sabe que os pólipos podem evoluir para um câncer. Por outro lado, a clorofila é o melhor desodorante do mundo, e garante um hálito fresco.

Sua ação é reforçada e completada pela L-glutamina, o aminoácido mais abundante no organismo e notadamente na mucosa intestinal. De acordo com vários pesquisadores, a L-glutamina é essencial para o trato gastrointestinal, o equilíbrio ácido-base, o sistema imunológico... Ao desenvolver a mucosa intestinal pelo interior, a L-glutamina reforça sua resistência às bactérias e sua impermeabilidade às toxinas. Ela impede que as bactérias, os alérgenos e as toxinas penetrem no sangue através das paredes dos intestinos.

Recomenda-se: uma cápsula de clorofila e uma cápsula de L--glutamina todas as manhãs. É possível manipular uma mistura de ambas (200 mg de cada uma) em uma única cápsula.

Reduza as porções

É importante ficar de olho na silhueta. O metabolismo, frequentemente, sofre uma desaceleração com a menopausa, e corre-se o risco de ganhar peso ao persistir com os mesmos hábitos alimentares dos 20 anos.

Portanto, a partir da menopausa a alimentação deve evoluir, tanto em quantidade quanto em qualidade. É preciso tentar comer menos: nesse período da vida, a restrição calórica atua como excelente prevenção contra os distúrbios cardiovasculares e inflamatórios. Está comprovado que comer menos possibilita viver mais tempo.[12] Desde a década de 1930 vários pesquisadores observaram em animais que a redução das porções durante a segunda metade da vida adulta prolongava a expectativa de vida entre 20 e 50%.

Não se trata de extrapolar esses resultados para o ser humano sem uma reflexão. Contudo, é notório que na ilha japonesa de Okinawa, que conta com uma população centenária três ou quatro vezes maior do que qualquer outro lugar, os moradores habituam-se, desde a mais tenra idade, a parar de comer antes de estarem satisfeitos. Como a restrição calórica pode prolongar a vida? Um estudo americano sobre o assunto está sendo realizado atualmente. Porém, já se suspeita que esse tipo de restrição limita os danos que os radicais livres, resultantes da transformação do alimento em energia, provocam ao DNA.

Até agora, os experimentos demonstraram que ingerir menos calorias, diminuindo o consumo de gorduras e de açúcar, permite:

- Perder o excedente de peso;
- Melhorar o funcionamento dos músculos e das articulações;
- Diminuir significativamente a inflamação e reduzir o estresse oxidante;
- Prevenir e aliviar as artroses;
- Melhorar as defesas imunológicas;
- Aliviar as arritmias cardíacas e as ondas de calor;
- Prolongar a vida e melhorar sua qualidade.

Reforce suas defesas

Existe, na Terra, um animal no qual não é possível inocular câncer, nem mesmo em laboratório: o tubarão. Suas defesas imunológicas são tão fortes que as células cancerosas são eliminadas imediatamente. O óleo extraído de sua pele é extraordinariamente fortificante e restabelece as defesas naturais. Esse óleo pode ser encontrado em cápsulas gelatinosas nas lojas de produtos dietéticos (o óleo precisa ser proveniente de tubarões não protegidos, portanto, verifique a etiqueta). Ele também contém lipídios não saturados: ômega 3 e 6 e vitamina E (contra a arteriosclerose) e vitamina D (que possibilita aos ossos captar cálcio e, assim, protege da osteoporose).

Tratamento: uma cápsula por dia durante um mês.

Quando sentir necessidade, também é possível fazer pequenos tratamentos (um ou dois meses) com óleo de fígado de bacalhau, rico em vitaminas D, E e ômega 3.

O levedo de cerveja, verdadeiro coquetel de vitaminas B, também é excelente para a pele, conferindo brilho ao cabelo e melhorando a qualidade das unhas.

Mexa-se

É um excelente método para permanecer esbelta e feliz! Porque os quilos em excesso sempre são sinal de fadiga. Quando estamos esgotadas, a fonte de energia de acesso mais fácil, e para a qual sempre podemos recorrer, é o alimento.

Caso tenhamos a tendência a fazer o ponteiro da balança oscilar para a direita, é preciso tomar cuidado com o maior vampiro de energia: o estresse. Uma preocupação nos atormenta, nos esgota, e, então, surge a irresistível vontade de beliscar doces ou comer chocolate, ou seja, de reabastecer o organismo de açúcar para poder enfrentar a situação. Em vez disso, é melhor tentar "controlar os cavalos do pensamento", como dizem os chineses. E, dessa maneira, comandaremos nosso destino.

O esporte é um remédio maravilhoso para conservar os músculos e a forma, e, ainda, o bom humor. E isto simplesmente porque um esforço prolongado desencadeia a produção de endorfinas, os hormônios euforizantes. Portanto, assim que se adquire o hábito, já não se pode mais abrir mão da prática de exercícios.

Não obstante, é preciso não exagerar, sob o risco de se lesionar ou se esgotar, o que causaria efeitos contrários aos desejados.

Quais esportes são indicados na menopausa?

As mulheres que já são atletas continuarão sua prática esportiva, mas adaptando-a. Cuidado com os minichoques recorrentes nos calcanhares ao correr e jogar tênis, que podem lesionar as articulações ou as costas.

Para quem ainda não pratica esporte, está na hora de considerar aulas tranquilas de ioga, que aumentam a flexibilidade, de *qi gong* ou de pilates, que reforçam os abdominais e alongam as articulações, de ginástica suave para a flexibilidade, ou de hidroginástica, que possibilita trabalhar os músculos sem o efeito de gravidade.

AS CINCO FONTES DE ENERGIA VITAL

O corpo precisa de um bom equilíbrio entre todas essas energias:

- Energia vital hereditária: certas pessoas estão sempre em movimento e "queimam" tudo o que comem. Outras são mais lentas e pesadas desde a infância. É a roleta genética fazendo sua parte. Depois, cada um deve se virar com esse capital;
- O alimento: é o combustível do carro. Se não comemos, morremos;
- O oxigênio: é vital, o cérebro não suporta mais de cinco minutos de hipóxia;

- A energia dos hormônios sexuais: uma perturbação hormonal (gravidez, menopausa) enfraquece. O mesmo acontece com o funcionamento comprometido dos hormônios da tireoide;
- A energia do meio ambiente: dependemos da natureza e da energia que ela produz, como, por exemplo, as árvores que filtram o CO_2, ou a energia do sol: é sua luz e o ritmo dia/noite que regulam nosso tônus e possibilitam nossa recuperação.

Não esqueça

Durante este decênio o declínio da produção hormonal altera o equilíbrio do corpo, tornando-o mais vulnerável e desacelerando o funcionamento do organismo. A partir de então, a prioridade é combater as agressões exteriores, reforçando as defesas imunológicas e estimulando a resistência do organismo.

BONS HÁBITOS

Todos os dias:

- Uma cápsula de erva-de-são-joão, de manhã e à noite;
- Uma cápsula (150 mg) de vitamina E, em meses alternados. Pode-se completar, eventualmente, com um coquetel de vitaminas A e C e selênio;
- Uma cápsula de probióticos (veja na página 54);
- Massageie o ponto logo atrás do maléolo interno "Riacho maior" (*taixi*), para estimular o meridiano dos rins (veja na página 189);
- Reduza as gorduras animais e aumente a proporção de legumes;
- Massageie os seios com movimentos circulares, cerca de trinta vezes em um sentido e trinta no outro.

Duas vezes por semana:

- Faça ginástica.

De 60 a 70 anos
A alegria de viver

A fase entre os 60 e os 70 anos é um período de grandes mudanças: a atividade profissional declina, os filhos tornam-se pais e a energia começa a diminuir. O corpo manda sinais de alerta, como dores diversas, que nos impedem de fazer plenamente o que teríamos vontade. A liberdade depende do corpo. Mais do que nunca, é chegado o momento de escutá-lo.

De acordo com a medicina tradicional chinesa, as transformações do organismo seguem, nesse período, a redução da energia dos rins e, portanto, de todas as funções que dependem dela. Isto leva ao enfraquecimento do sistema ósseo e, consequentemente, aumenta a probabilidade do surgimento de artroses, de osteoporose, de perdas dentárias. Isso acarreta, também, uma atividade hormonal e sexual retrógradas; a degradação progressiva do funcionamento dos órgãos dos sentidos, como audição e visão; a perda da flexibilidade muscular, bem como da epiderme, e a piora de sua qualidade; a fragilização das reações cerebrais; problemas de memória.

Assim, nos concentraremos na manutenção das forças do organismo e em seu bom estado físico e psíquico para podermos viver plenamente e com alegria.

"Era uma vez duas rãs que tinham caído em um pote de creme de leite fresco. Uma delas ficou desencorajada, porque a situação lhe parecia irremediável. Preferiu desistir, dobrou as patas e afundou. A segunda, ao contrário, se revoltou. Era idiota morrer daquele jeito! Então, ela bateu as patas, bateu as patas... Tanto esperneou que o creme de leite acabou se transformando em manteiga e, milagrosamente, ela saiu do pote e reencontrou a liberdade."

Hoje em dia sabemos que o corpo está intimamente ligado ao espírito. Vários estudos demonstraram que a idade biológica está mais relacionada à idade psicológica do que à cronológica.[1] Conservar um espírito dinâmico e a vontade de viver e alimentar os ímpetos das paixões permite que o corpo resista melhor à passagem do tempo. Os marcadores biológicos refletem essa vitalidade.

A beleza não tem idade. Maïa Plissetskaïï foi uma das bailarinas mais extraordinárias do século XX. Ela dançou por 50 anos, chegando a iniciar uma segunda carreira com coreografias modernas na idade em que outras bailarinas costumam sair de cena. Isadora Duncan dançava nua aos 50 anos, e poderia ter continuado por muito tempo, caso não tivesse sofrido um acidente. Zizi Jeanmaire, das pernas magníficas, dançou até os 70 anos, e ainda canta, aos 80. Uma das minhas professoras de acupuntura, que já passou dos 70, aparenta ter somente 50, de tão esbelta e flexível. Essa mulher não é tão diferente das jovens que trata. Ela as escuta, as compreende, sabe encorajá-las com palavras generosas. Mas tem tanta energia que, à noite, seus olhos ainda brilham tanto quanto de manhã.

Todas essas mulheres resplandecem porque compreenderam que seu corpo era uma ferramenta e bastava conservá-lo. Para elas, a fatalidade não existe. O destino se dobra diante do seu apetite de viver e da felicidade de poder realizar suas paixões.

MONITORAR
- as articulações, a artrose;
- a circulação sanguínea;
- a memória, a audição e a visão.

Estado geral: exercite os músculos

O controle dos músculos está na base da juventude e da flexibilidade do corpo. São os tendões e os músculos que sustentam todo o sistema ósseo e as articulações.

O sistema de organização do trabalho muscular e do controle sobre os músculos foi descoberto na Grécia Antiga, no século V a.C. A partir de 3 anos de idade, a criança começava a fazer exercícios no ginásio. Lá, ensinavam-lhe não só a desenvolver os músculos, mas, principalmente, a utilizá-los de forma correta. Uma boa interação muscular e sua utilização apropriada impedem a fadiga e aumentam a resistência. É o fato de manter os músculos tensionados que possibilita chegar a esse desempenho. E esse tensionamento, tanto no que diz respeito à realização de movimentos quanto ao equilíbrio, não é sinônimo de estresse ou de agitação, mas de "alongamento adaptativo".

Os cientistas demonstraram que os músculos, ao trabalhar, geram grande força tônica, que produz o movimento. Um dos efeitos do tensionamento muscular é uma sensação de leveza, um extraordinário sentimento de vencer a força da gravidade, que ajuda nos movimentos, tornando-os leves e agradáveis.

Isso pode ser explicado pelo fato de que a tensão do alongamento, direcionado para o alto, se opõe à pressão da força da gravidade. A gravidade tem muito mais efeitos sobre o organismo do que costumamos pensar, e a resistência evolui com a idade. Enquanto crescemos, a força vital do crescimento é a predominante.

No bebê, o centro de gravidade fica muito baixo, depois do púbis. Por isso, o bebê é flexível e estável. Ele engatinha com muita habilidade, mas ainda não consegue ficar direito de pé. Com a idade, o centro de gravidade sobe progressivamente. Quando chega logo abaixo do umbigo, o bebê já pode se levantar. E enquanto ele está aprendendo a andar e cai, não se machuca e volta a se levantar facilmente.

Com a idade, essa força diminui se não fizermos nada para mantê-la. O centro de gravidade sobe mais, ficando acima do umbigo. Então, o corpo torna-se instável, encurvando-se para manter o equilíbrio, e, frequentemente, uma bengala se torna imprescindível para andar. A força da gravidade da Terra é predominante.

Quando os músculos são mantidos tensionados, como cordas tracionadas, o peso do corpo não se concentra em um ponto "morto" e a fadiga muscular tende a desaparecer.

Esse tensionamento possui efeitos diversos. Os músculos, ao conservar a pele esticada, retardam a aparição de rugas, como vimos no Capítulo "De 40 a 50 anos" (veja nas páginas 133 e 143).

O coração, músculo de extrema importância, propulsa o sangue pelo corpo todo, de forma permanente. As paredes das artérias também contêm músculos que garantem uma boa circulação sanguínea. Quanto mais estimularmos o sistema muscular, melhoraremos a circulação sanguínea, a irrigação do coração e a flexibilidade e permeabilidade das artérias.

O centro de comando que gera energia muscular é o diafragma. A força e o desenvolvimento dos músculos do diafragma coordenam o estado de todo o sistema muscular. A capacidade de comandar o diafragma, de utilizá-lo corretamente, traz tranquilidade e autoconfiança.

Artrose

O funcionamento de todas as articulações depende também dos músculos: a flexibilidade, a qualidade do trabalho dos músculos e sua força dinâmica garantem um bom posicionamento, uma boa irrigação e um bom funcionamento das articulações do corpo. O enfraquecimento do funcionamento do sistema muscular e dos ligamentos também constitui a principal causa das artroses.

A artrose é um mal que atinge mais frequentemente as mulheres. Trata-se de um desgaste das cartilagens que pode atingir todas as articulações, inclusive a coluna vertebral.

O problema é que, quando a cartilagem danificada perde qualidade, ela resseca, fica menos lisa e, às vezes, se fissura, não garantindo mais a boa rotação dos dois ossos da articulação, um sobre o outro. Uma cartilagem de má qualidade não amortece mais os choques causados pelos movimentos, como em um carro com amortecedores danificados.

Quando as dores são lancinantes, é imprescindível consultar um médico. De nada adianta suportar, ou, pior ainda, pensar que essas dores são inevitáveis com a idade.

A artrose pode ter várias origens. A qualidade da cartilagem, ou a do osso (osteoporose), pode ter sido atingida, ou, então, o líquido sinovial (que fica na articulação, onde desempenha o papel de lubrificante) não tem qualidade suficiente para garantir o bom deslizamento de uma articulação na outra. E a menopausa enfraquece ainda mais o sistema ósseo.

A palavra "artrose" vem do latim e significa "inflamação da articulação". Cada articulação é constituída de diversas partes. A articulação em si é a conexão entre os ossos. Para que não haja fricção entre os ossos durante os movimentos, eles são separados por uma cartilagem, que serve de "amortecedor". Na coluna vertebral, os discos intervertebrais são responsáveis por essa função; nos joelhos, trata-se dos minidiscos. Todas as outras articulações, até mesmo as menores, apresentam estrutura similar. De maneira análoga a uma porta que precisa ser lubrificada para não ranger, para um deslizamento melhor a articulação fica imersa em um líquido sinovial, formado por uma água com sais minerais, cuja função é lubrificar o líquido. E o saco sinovial (cavidade inteiramente fechada) envolve hermeticamente a articulação, protegendo-a de fatores infecciosos. Nem sequer as substâncias contidas no sangue (inclusive antibióticos) conseguem atravessar essa barreira.

Assim, as articulações apresentam fragilidades de diferentes naturezas: inflamação e descalcificação dos ossos por causa de um teor insuficiente de cálcio e de fósforo, fraqueza nas cartilagens ou defeito no líquido sinovial.

De acordo com a medicina tradicional chinesa, o metabolismo dos minerais nos ossos, principalmente o do cálcio e o do fósforo — dois elementos essenciais para a produção dos ossos —, depende do funcionamento do meridiano dos rins.

A boa qualidade dos "amortecedores" nas articulações (as cartilagens interósseas) depende muito de sua capacidade de reabsorção de líquido. O tecido das cartilagens parece, efetivamente, uma esponja: quando incha, a cartilagem apresenta uma tendência a sair de seu "nicho", porque o espaço fica muito pequeno para ela. Por outro lado, o ressecamento a impede de cumprir sua função de "amortecedor" e de suportar a pressão óssea. Esse equilíbrio de água na cartilagem e sua estrutura morfológica dependem muito dos hormônios femininos: estrogênios e progesterona. Depois da menopausa, torna-se mais difícil manter esse equilíbrio.

A boa qualidade do líquido sinovial depende do funcionamento do fígado. É o fígado que secreta a base do líquido sinovial, os sais minerais lubrificantes. As leis da química intervêm nessa função. Os sais minerais, solúveis em um meio neutro ou alcalino, formam depósitos em meio ácido (pequenos cristais). Quando a acidez é elevada, esses cristais impedem que o líquido sinovial circule corretamente pela articulação, pois o tornam viscoso demais. São pequenos "cálculos" que se formam dentro da articulação, como os cálculos biliares ou renais que surgem na vesícula biliar ou nos rins. Assim, a articulação fica inflamada e não funciona corretamente. Todas as articulações podem ser atingidas pela artrose: a coluna vertebral, nos níveis cervical, dorsal ou lombar; as grandes articulações como o ombro, o cotovelo, o pulso, o quadril ou o joelho; e, ainda, as pequenas articulações das falanges. Clinicamente, isso se manifesta por dores, limitação dos movimentos e um edema no nível da articulação afetada. Claro que as articulações que mais trabalham são as que inflamam com maior facilidade: o ombro nas dentistas, a coluna lombar nas motoristas de táxi, o cotovelo nas tenistas (*Epicondilite lateral*) e os joelhos nas jogadoras de futebol. Para resolver o problema específico de cada uma com um tratamento sintomático é preciso atacar a causa do mal.

Os pontos de acupuntura são muito eficazes. Vários trabalhos realizados por equipes científicas espanholas, alemãs, americanas e chinesas demonstraram que eles aliviam, principalmente, as dores nos joelhos e no quadril. Os pontos de acupuntura não apenas suprimem a dor, como melhoram a microcirculação do sangue (que beneficia as cartilagens) e reforçam a tonicidade muscular (que dá sustentação ao trabalho das articulações).[2]

Também é preciso salientar o papel da alimentação nesse aspecto. Pesquisadores em Boston comprovaram esse fato:[3] um consumo exageradamente elevado de carne está quase sempre associado às artroses degenerativas. Sem dúvida, porque ela é ácida demais. É a praga do século. De tanto industrializar a alimentação, ela se tornou ácida demais. Na verdade, nossa alimentação cotidiana deveria ser composta de 70% de elementos alcalinos e somente 30% de elementos ácidos (veja a lista dos alimentos na seção Conselhos Práticos).

Os distúrbios de circulação, as vertigens

Favoreça a irrigação do cérebro

A liberdade passa por um bom funcionamento do corpo. As dores que deixamos se instalar vão reduzindo os movimentos aos poucos. Nós nos proibimos, conscientemente ou não, de realizar determinados gestos porque sentimos que há o risco de nos machucarmos, e, assim, nossos movimentos ficaram menos precisos.

Para combater essa impressão é preciso cuidar da irrigação do cérebro. O centro do equilíbrio fica no tronco cerebral, no cerebelo (*cerebellum*) e nos ouvidos internos. Quando eles estão bem-irrigados e bem-oxigenados, nossos movimentos saem perfeitos. Não sofremos nem de desequilíbrio nem de vertigens. Essa segurança nos movimentos evita que nos lesionemos ou soframos contraturas. A questão é que a base do crânio, onde estão esses centros, é vascularizada por duas artérias que passam muito próximo das vértebras cervicais: as artérias vertebrais. Nessa região é preciso reativar a circulação. As artérias vertebrais garantem a irrigação de toda a base do crânio: do tronco cerebral à nuca, até o ouvido interno.

Assim, a irrigação de todo o aparelho vestibular (que comanda o equilíbrio) depende das artérias vertebrais. Quando a artrose cervical, isto é, o inchaço dos discos intervertebrais nesse nível, perturba a circulação do sangue na base do crânio, isto pode se tra-

OS DISTÚRBIOS DA MEMÓRIA

Quando Angélique veio se consultar comigo, ela estava profundamente perturbada. Aos 72 anos, e a despeito de suas numerosas atividades, ela vivia com medo de cometer aquilo que chamava de "esquecimentozinhos": de repente, esquecia um sobrenome ou, então, já não se lembrava mais de onde havia deixado um livro ou suas chaves. Para ela, esses esquecimentos eram catastróficos. Aos 20, não nos preocupamos com esse tipo de coisa, mas, com o avanço da idade, costumamos considerar que se trata dos primeiros sintomas da velhice. E Angélique ficava especialmente afetada por esses esquecimentos, porque era muito exigente consigo mesma e enfrentava todas as suas fraquezas.

duzir em má qualidade de sono, enfraquecimento da memória e da concentração, e, ainda, por vertigens, distúrbios do equilíbrio, formação de pequenos cristais no ouvido interno, comprometimento da audição e surgimento de acufenos. Na verdade, essas sensações auditivas, como os zumbidos nos ouvidos, se devem à má irrigação da base do crânio (com exceção dos casos de acufenos pós-traumáticos ligados a barulho intenso, por exemplo).

As raízes nervosas que nascem no nível das vértebras cervicais asseguram a inervação de todos os músculos e articulações do braço. A artrose cervical, portanto, também pode causar inflamações e dores no ombro, no cotovelo ou no pulso (síndrome do canal carpiano).

A circulação das pernas

Quando não nos mexemos, o sangue fica estagnado no organismo. É um pouco como um charco cuja água vai ficando turva, suja, repleta de micróbios. Os chineses costumam dizer que a circulação sanguínea deve se parecer com as torrentes das montanhas, de águas puras e límpidas, sempre renovadas, que escoam livres e velozes. Infelizmente, com a idade, a circulação se torna mais difícil e mais lenta.

O exercício é a solução. Os músculos, ao cercar as veias, agem sobre sua tonicidade. Ao trabalhá-los, embora com suavidade para não nos lesionarmos, ativamos a circulação sanguínea. Não se deve esquecer que as veias, diferentemente das artérias, não têm seu próprio sistema muscular. Portanto, praticar exercícios é bem importante.

As vertigens e os distúrbios da memória estão frequentemente associados à má vascularização do cérebro, às mudanças do metabolismo e, de forma mais específica, da glicose, e às reações dos radicais livres nos centros cerebrais, todos eles fatores devidos à idade.[4]

A memória é uma função integral. Assim como os músculos, ela precisa ser treinada. Inclusive, os exercícios físicos sistemáticos estimulam todo o sistema muscular e vascular e favorecem a memória. Uma atividade profissional intensa e diversos compromissos sociais e familiares vivem solicitando a memória, estimulando-a simultaneamente. Como conservar nossa memória? Aprendendo uma língua ou decorando um poema, jogando xadrez...

Os antigos chineses diziam que temos diversas memórias.

Primeiramente, a memória da cabeça: é como um disco rígido que armazena todas as informações, as miríades de acontecimentos, de experiências e sensações, que ela vai guardando em "gavetas" e colocando à disposição quando necessário.

Em seguida, a memória da barriga, que estoca todas as emoções, como camadas arqueológicas. Os choques emocionais criam nós de contraturas e impedem a livre circulação.

E, por fim, a memória do coração: a memória afetiva, que traz uma cor particular a cada acontecimento e pessoa. A memória afetiva é a mais viva: não esquecemos o nome das pessoas que amamos, nem os poemas que adoramos. Pesquisas científicas atuais tendem a provar que a memória reside no coração.[5] Assim, a acetilcolina, cujas substâncias ativas são secretadas dentro do coração, veicula a memória afetiva, enquanto os centros cerebrais — isto é, os centros da memória associativa — são os que analisam. As experiências com insetos demonstram que, quando a acetilcolina é bloqueada nas abelhas, elas esquecem a localização do campo mais florido.

A ligação entre o afetivo e o sistema neuro-sensorial foi comprovada. Portanto, afirmar que é preciso que o coração permaneça jovem não é nem uma frase feita nem tem propósito moralizador, mas "ter um coração jovem" é algo que atua sobre todos os órgãos.

Para conservar a memória é preciso atuar em várias frentes:

- O ômega 3 age no cérebro, auxiliando as conexões neuronais a serem feitas.[6]
- A circulação sanguínea é também de extrema importância, evidentemente. O sangue leva energia ao cérebro, sob a forma de glicose, que ele consome em grande quantidade.
- A neutralização dos radicais livres, por fim, auxilia o conjunto das funções cognitivas.

A CRIAÇÃO DO MODELO DA "MEMÓRIA DO CORAÇÃO"

Os trabalhos de diferentes pesquisadores permitiram criar um modelo do funcionamento da memória do coração. Assim, podemos considerar que esse órgão é capaz de receber, de transformar e de transferir mensagens emocionais e psicológicas.

Um choque emocional, portanto, repercutiria nas fibras musculares. As células de que são constituídas agem mais como células transmissoras do que como contráteis. Uma carga emocional desencadeia a liberação de peptídeo atrial natriurético — um hormônio —, que por si só libera a acetil-colina no coração. Isto provoca uma reação em cadeia: mudança no ritmo cardíaco, transmissão da mensagem nervosa nos centros da percepção cerebral (córtex anterior, hipotálamo, *hipocampus striatum*). O outro eixo de ação é a ativação do sistema que limita o efeito nocivo do estresse sobre o organismo.

É interessante observar que o coração contém ambos os sistemas: o que desencadeia as reações do corpo ao choque emocional e o controle retroativo que protege das reações negativas diante desse choque.

Visão

Os antigos chineses diziam: "O fígado se manifesta nos olhos." Efetivamente, o fígado secreta substâncias imunológicas, entre outras a lisocina, que compõem as lágrimas e protege os olhos das irritações causadas pelo vento, pelo frio ou pelo calor, e dos fatores infecciosos (vírus e micróbios). Quando carecemos de lisocina, os olhos ficam facilmente vermelhos e sensíveis demais. O fígado também secreta um neuro-hormônio, a taurina, que protege a retina e seus receptores visuais.

Consequentemente, para reforçar a defesa dos olhos é preciso permitir que o fígado funcione da melhor forma possível. O álcool é uma das causas das disfunções (verifique nos Anexos os conselhos para combater os efeitos do álcool).

E o coração desempenha um papel na memória visual afetiva: trata-se, ainda, da mesma substância, a acetilcolina, secretada dentro do coração, que leva a mensagem da retina para os centros cerebrais que analisam e memorizam as imagens visuais.

Conselhos práticos

Mantenha seu corpo tensionado

A série dos cinco imortais[7]

Segue um exercício que flexibiliza e fortalece os músculos das costas, a cervical, as pernas, os braços e os abdominais. Ele se divide em cinco movimentos, sendo que cada um trabalha diferentes partes do corpo, ajudando a combater a rigidez e a sensação de peso. Eles conservam a musculatura e a flexibilidade, permitindo manter uma silhueta jovem.

O ideal é praticar vinte vezes cada um. Claro que não começaremos neste ritmo caso não estejamos condicionadas, mas, aos poucos, acrescentaremos uma série até alcançar a quantidade desejada. Só chegaremos lá nos empenhando e praticando-os regularmente. Isto leva uns 20 minutos. Vinte minutos todos os dias, para ficar em forma por mais 20 anos. Quem se habilita?

A respiração abdominal

A respiração abdominal é o melhor meio de comandar o diafragma e regular a posição do centro de gravidade abaixo do umbigo. Ela condiciona os músculos do diafragma e todos os abdominais.

Inspirando, estufe a parte inferior da barriga. Você sentirá uma tensão na barriga. Prenda o ar durante 4 ou 5 segundos, e então expire. Esvaziando os pulmões, encolha a barriga o máximo que der, aproximando-se da coluna vertebral. Repita o exercício entre trinta e cinquenta vezes.

OS CINCO IMORTAIS

- Com as mãos unidas e os olhos abertos, gire sobre si mesma, um pouco como um dervixe rodopiante. Você não perderá o equilíbrio se fixar os olhos em um ponto à frente, sempre o mesmo.

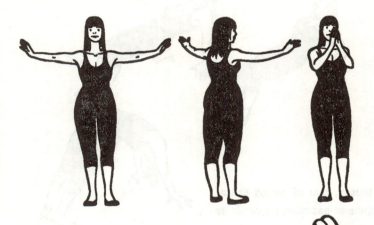

- Deitada no chão, levante as pernas e deixe os braços ao longo do corpo, erguendo o tronco.

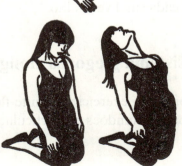

- De joelhos, com as mãos apoiadas nas nádegas, alongue o corpo para cima e para trás, como se quisesse formar um arco.

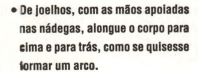

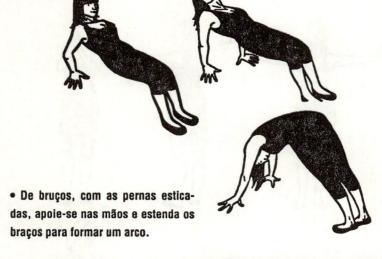

Este exercício deve ser praticado todos os dias, com a maior frequência possível. Pode ser feito no trânsito, por exemplo, aproveitando cada sinal vermelho.

O sistema grego: os alongamentos[8]

O próximo exercício permite flexibilizar os músculos, a coluna vertebral, os tendões e as articulações.

ALONGANDO A LÍNGUA

A posição correta é a seguinte: encoste um pé no outro. O peso do corpo é deslocado um pouco para a frente, sobre os dedos. E mantenha os braços soltos ao lado do corpo. Se a posição estiver correta, será possível traçar de cada lado do corpo uma linha imaginária partindo do lobo da orelha, atravessando o ombro, o quadril, o joelho, e seguindo em linha reta até os pés.

• Incline-se a partir da cintura, como se quisesse dobrar o corpo ao meio. Simultaneamente, comprima os músculos da barriga, como se quisesse tocá-la na coluna vertebral. Estique em direção ao chão os músculos das pernas a partir das coxas. Enquanto isso, alongue o máximo possível a cintura para cima. O alongamento em sentidos opostos é um princípio essencial que é preciso realizar.

• Depois, sem erguer novamente o tronco, estique o pescoço, enquanto gira os ombros para trás.

• Estique os braços para o chão, o máximo possível, alongando cada um dos dedos. A tensão nos braços deve se dirigir para o sentido contrário à tensão do pescoço e dos ombros para cima. Preste atenção para não deixar os ombros penderem para baixo.

• Estenda um pouco o queixo para a frente e ligeiramente para cima, para ressentir a tensão dos músculos debaixo do queixo. Levante todos os músculos do rosto fazendo uma careta: o lábio superior deve tocar a ponta do nariz e as bochechas devem subir até semifechar os olhos. Nessa

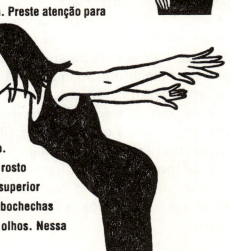

> posição, abra os olhos o máximo possível, erguendo as sobrancelhas e enrugando a testa durante o processo.
>
> ● Tracione os músculos dos joelhos, pressionando-os para trás o máximo possível. Suba novamente até ficar nas pontas dos pés. Assim, o corpo inteiro, do topo da cabeça à ponta dos dedos dos pés, está tensionado.

Um seguro para a longevidade: os três risos

A atividade física é muito importante para a longevidade. O exercício do imperador é recomendável porque deixa as pessoas extremamente alegres. Ele é formado por três risos.

- *O primeiro riso* é uma gargalhada: rimos de coração, a plenos pulmões, em alto e bom som, a ponto de sermos ouvidas ao longe...
- *O segundo riso* é "um riso dentro da igreja": no meio da oração, nos lembramos de uma piada muito engraçada. Não queremos que nos escutem, mas não conseguimos nos conter. Então, rimos para dentro. O corpo vibra.
- *O terceiro riso* é "um riso diante do imperador": estamos na frente do imperador, no meio da corte, e somos invadidas por um acesso de riso. É impossível deixar explodir nossa alegria, pois seria um insulto ao monarca. Então, damos risinhos discretos, para dentro: a boca fica fechada, os lábios se comprimem para esconder o sorriso, o corpo inteiro se sacode.

De acordo com a tradição, essas vibrações profundas possibilitam estimular a circulação do sangue e da energia por todo o organismo, de fora para dentro: a pele, o diafragma e a carne durante o primeiro riso; os tendões, os músculos, as articulações e os ossos durante o segundo; todos os órgãos internos e a medula durante o terceiro.

Alimente-se ajudando seu corpo

O cúrcuma, tempero indispensável

Como durante o decênio anterior, a alimentação tem que ser leve; devemos acrescentar mais legumes ao prato e fazer um dia de desintoxicação pelo menos uma vez por semana. Além disso, devemos tomar antioxidantes todas as manhãs. Agora, é preciso acrescentar um tempero que pode fazer muito bem.

O cúrcuma favorece a redução da taxa de colesterol no sangue, porque destrói os depósitos de proteínas tóxicas. Portanto, é um excelente protetor para as artérias. Contudo, ao combater o colesterol, que é um fator de risco de destruição para os neurônios, ele desempenha, principalmente, um papel muito positivo em combater "os brancos" na memória.

Além disso, o cúrcuma tem forte ação bactericida. Acaba com todos os parasitas intestinais. Também é um poderosíssimo antioxidante, que atua no nível do fígado. Mas é o fígado que secreta os

O CÚRCUMA E SUAS CARACTERÍSTICAS

Este tempero, de sabor delicioso (o cúrcuma é frequentemente confundido com o açafrão), também ocupa uma posição central na medicina aiurvética.

Nome vulgar: cúrcuma.

Nome botânico *Cúrcuma longa.*

Parte utilizada: o rizoma.

Origem: Ásia Central.

Suas virtudes

• O cúrcuma é um poderoso antioxidante;

• Anti-inflamatório;

• Hipocolesterolemizante;

• Fluidificador sanguíneo.

Posologia

Uma colher de café por dia.

Contraindicações

Como ele fluidifica o sangue, é desaconselhável associá-lo a um anticoagulante, ou ingeri-lo nos dias que precedem uma intervenção cirúrgica.

sais minerais lubrificantes que garantem o bom deslizamento das articulações.

A quantidade correta? Uma colher de café de cúrcuma por dia. Podemos colocá-lo no iogurte ou em outros alimentos.

Não esqueça: a pimenta-do-reino potencializa o efeito do cúrcuma.

A sílica, um excelente tratamento antirrugas para os ossos

Esse mineral, presente na areia, tem uma aptidão formidável para reter líquido e possibilitar que as células ósseas captem cálcio. Um estudo demonstrou que a ingestão de cálcio, sílica e vitamina C no inverno pode ajudar a prevenir a oestoporose[9] (confira o capítulo anterior). Como retém líquido, a sílica também é excelente para a pele, que está se tornando mais seca, fina e enrugada.

A dose correta: uma cápsula de manhã e à noite.

Óleos essenciais que servem para tudo

Esses extratos de plantas têm efeitos poderosos. Podem ser utilizados em várias situações: para desinfetar o ambiente dos micróbios no ar, para reduzir o estresse, para dar tônus... Algumas gotas no óleo de amêndoas doces permitem que sejam utilizados em uma massagem (quando muito concentrados, podem ter um efeito irritante). Podem ser difundidos, inalados ou pingados em um lenço debaixo do travesseiro e colocados à noite.

O eucalipto é muito ativo no combate às infecções. O tomilho e o gengibre melhoram o tônus.

UM EXERCÍCIO PARA TODAS AS MANHÃS

- "O olhar ao infinito" é um exercício excelente. É o mesmo que recomendamos para tratar o torcicolo (veja o Capítulo "De 40 a 50 anos"). De pé, fixe o olhar no horizonte. Inspirando lentamente, sem mexer o corpo, gire o máximo possível a cabeça para a esquerda, mantendo o olhar fixo no infinito. Expire ao retornar à posição inicial. Faça o mesmo movimento para a direita. Repita o exercício dez vezes, todas as manhãs.

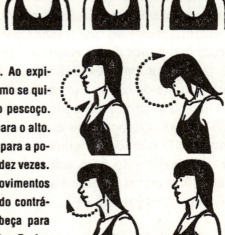

- Também podemos fazer "A tartaruga": leve o queixo ao peito, erguendo bem o topo do crânio. Inspire lentamente. Ao expirar, leve a cabeça para trás, como se quisesse tocar o occipício[1] com o pescoço. Estenda o queixo e o pescoço para o alto. Inspirando, volte com o queixo para a posição inicial. Repita este ciclo dez vezes.

- Ou, ainda, "A grou": faça os movimentos do exercício anterior em sentido contrário. Ao inspirar, incline a cabeça para trás, com o queixo para o alto. Expire lentamente, mantendo o queixo para a frente, faça um círculo, estendendo depois o queixo para baixo. Repita este movimento dez vezes.

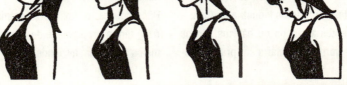

Combata a artrose

Alimentação

Expliquei no capítulo anterior que a restrição calórica permitia viver por mais tempo. Seguindo essa dieta leve, não se ganha peso, além de reduzir significativamente os radicais livres e a acidez que eles trazem para o organismo. É também para combatê-los que os antioxidantes são usados, prevenindo-se a artrose.[10]

Também é aconselhável diminuir o consumo de carne vermelha, ácida demais, e combater a acidez em geral. Beber toda manhã um grande copo de água morna com o suco de um limão ajuda bastante. Contrariamente ao que o sabor poderia nos levar a supor, esse cítrico tem o poder de transformar um meio ácido em alcalino.

As frutas e os legumes, assim como os óleos vegetais (principalmente o azeite de oliva), devem constituir a base da sua alimentação. Quanto às proteínas, é melhor escolher os peixes, a soja e as claras de ovo. Não podemos esquecer os temperos, especialmente o gengibre. O suco de gengibre fresco ativa as secreções gástricas e melhora a digestão. Mas, acima de tudo, ele tem uma ação anti-inflamatória muito potente e ainda previne a artrose.[11] Os lipídios poli-insaturados (os ômega 3, os óleos de peixe e os óleos vegetais)

ALIMENTOS ÁCIDOS E ALIMENTOS BÁSICOS

Os alimentos ácidos são as carnes, os embutidos, os peixes, os ovos, os queijos (cuidado com o parmesão), os açúcares, o chocolate, os produtos industrializados...

Os alimentos alcalinos ou básicos são os legumes verdes (espinafre em primeiro lugar), as frutas, os legumes coloridos (menos os tomates), as frutas secas e a água mineral alcalina.

Não esqueça: o limão e a toranja (*grapefruit*) têm a propriedade de transformar os meios ácidos em alcalinos.

também têm um efeito muito positivo sobre a artrose, porque melhoram a qualidade do líquido sinovial e garantem melhor funcionamento de todas as articulações do corpo.[12]

O gengibre ainda tem um efeito bactericida e antiparasitário que protege das infecções digestivas, além de ativar a secreção gástrica, melhorar a qualidade da digestão, parar as náuseas e estimular o apetite.

Beba muita água

A água é parte integrante da estrutura da pele e das cartilagens. O que acontece é que, com o avanço da idade, o organismo tem tendência de se desidratar mais facilmente, os receptores das células têm mais dificuldade para reter o líquido e o hipotálamo disfarça a sede. Cuidado com os períodos de muito calor. A quantidade de água a ser ingerida deve ser adaptada ao clima e compatível com a atividade física praticada e a transpiração.

As plantas indicadas

A sílica e as plantas ricas deste mineral, como a cavalinha, estimulam o funcionamento dos rins, melhoram o metabolismo dos minerais e permitem que os ossos captem o cálcio.

O *harpagophytum*, também chamado de "garra do diabo", reduz o processo de inflamação de maneira mais suave que os anti-inflamatórios clássicos. Sua eficácia no tratamento da artrose já foi comprovada.[13]

É BOM SABER Avalie a quantidade de água necessária ao seu organismo. Deve ser igual a seu peso corporal dividido por 35. Portanto, uma pessoa que pesa 70 kg deve beber 2 litros de água por dia.

OS EXERCÍCIOS A SEREM FEITOS

Além dos exercícios físicos, você pode praticar um exercício de meditação chamado "Os ossos que riem", para reforçar a ossatura enquanto se diverte. A primeira coisa é sorrir, pensando em alguma coisa que a faz rir: um acontecimento engraçado, uma vinheta do seu chargista preferido ou uma piada do seu neto. Depois, concentre-se em seus dedos do pé, imaginando que cada pequena falange está vibrando, como se seus ossos estivessem rindo. Aos poucos, faça essa "vibração que ri" subir para os calcanhares, e, em seguida, para os joelhos, quadris, pequena bacia, coluna vertebral, cóccix, as vértebras lombares, e continue em direção às escápulas e às vértebras cervicais. Em seguida, volte a descer para os ombros e siga pelos braços até os cotovelos, pulsos, dedos e unhas. Torne a dirigir a vibração para as vértebras cervicais, a cabeça, em cada osso do rosto — seu queixo deve ser sacudido por esse riso —, e desça novamente através do tórax, até o umbigo. Assim, todo o seu corpo estará tomado por essa "vibração que ri", cada osso vai vibrar em uníssono com o resto do organismo. Este exercício possibilita reforçar o sistema ósseo e as articulações, além de prevenir, também, a osteoporose. Este exercício pode ser praticado integralmente ou em partes, insistindo na articulação ou na vértebra que origina as dores.

Os complementos alimentares

O sulfato de condroitina e o ácido hialurônico (além dos extratos de cartilagens de peixes, como, por exemplo, a cartilagem do tubarão) são substâncias que, por fazerem parte das cartilagens, melhoram seu metabolismo e sua estrutura.

A eficácia da *Perna canaliculus* foi demonstrada no modelo da artrose do joelho nos cães.[14] Os extratos desse marisco da Nova Zelândia atuam sobre a amplitude articular.

OS PONTOS A SEREM ESTIMULADOS PARA COMBATER A ARTROSE

- Os "Pontos de transporte dorsal do rim" (*shenshu*), localizados na parte inferior das costas, de cada lado da coluna vertebral, à distância de três dedos para fora do espaço entre a segunda e a terceira vértebras lombares (parta do umbigo e dê a volta até a coluna vertebral para chegar exatamente entre a segunda e a terceira vértebras lombares.

- Os pontos "Transporte dorsal do intestino grosso" (*dachangshu*), localizados de cada lado da coluna vertebral, entre as quarta e quinta vértebras lombares. Para encontrar esse ponto, posicione o polegar no osso da bacia. O espaço entre a quarta e a quinta vértebras ficam no mesmo nível, nas costas. Os dois pontos podem ser localizados, a partir daí, em ambos os lados da coluna vertebral.

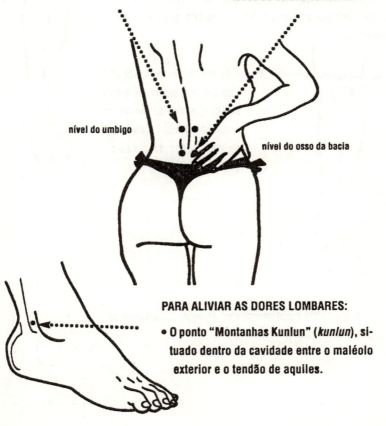

nível do umbigo

nível do osso da bacia

PARA ALIVIAR AS DORES LOMBARES:

- O ponto "Montanhas Kunlun" (*kunlun*), situado dentro da cavidade entre o maléolo exterior e o tendão de aquiles.

- O ponto "Lágrimas caindo" (*zulinqi*), localizado no pé, no espaço entre o quarto e o quinto metatarsos (entre o mindinho e o dedo ao lado).

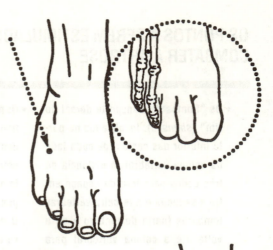

PARA COMBATER AS DORES NO JOELHO:

- O ponto "Nariz do bezerro" (*dubi*), localizado dentro de cada cavidade abaixo da rótula, quando o joelho está flexionado.

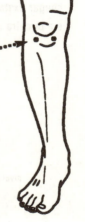

- O ponto "Topo do montículo" (*hedin*), na parte da frente da coxa, acima do joelho, na cavidade situada à distância de dois dedos da borda superior da rótula.

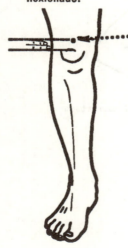

- O ponto "Vale resplandecente" (*rangu*), localizado no ponto mais alto da volta do pé.

PARA COMBATER AS DORES NO QUADRIL:

- O ponto "Salto em círculo" (*huantiao*) fica a dois terços de uma linha imaginária, traçada entre o cóccix e o osso do quadril.

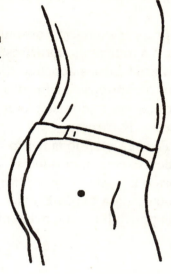

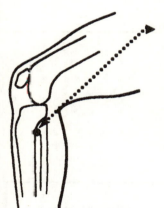

- O ponto "Manancial *yin* da colina" (*yinlingquan*), a ser massageado na parte interna da perna, está situado um pouco abaixo do joelho, dentro da cavidade entre a cabeça da tíbia e o músculo da panturrilha. A massagem desse ponto é bem particular e deve ser feita em três direções: na do quadril, perpendicularmente e na do pé.

PARA COMBATER AS DORES NO OMBRO:

- O ponto "Grande vazio inferior" (*xiajuxu*), localizado sobre a parte externa da perna, à distância de dez dedos abaixo da articulação do joelho e a um dedo de distância para fora da crista da tíbia.

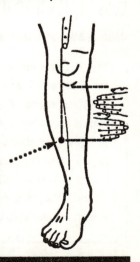

Pratique exercícios

Praticar exercício é absolutamente indispensável para a prevenção e o tratamento da artrose. Isso ocorre porque o funcionamento das articulações depende do trabalho dos músculos: eles asseguram o bom posicionamento e a boa irrigação das articulações. O afrouxamento do sistema muscular e dos ligamentos é a principal causa das artroses.

Por que o tensionamento — ou melhor, a tonicidade — muscular é de extrema importância? Porque, como já observamos, estando para o alto, ela se opõe à força da gravidade, que por sua vez está voltada para baixo. É ela a responsável pela sensação de leveza que possibilita um movimento fluido e sem esforço.

A circulação sanguínea

A circulação nas pernas

OS EXERCÍCIOS A SEREM FEITOS

Para dar uma boa ajuda à circulação é preciso poder contar com os músculos. Eles cercam as veias (que, contrariamente das artérias, não têm sistema muscular próprio). Ativá-las significa bombear a circulação. Então, é preciso se mexer! Faça ginástica suave, como *qi gong*, muitas caminhadas e, sobretudo, pratique o exercício dos cinco imortais todos os dias.

Alguns conselhos para complementar as sessões de exercícios:

- Colocar os pés no alto ao ler ou quando estiver deitada ajuda o sangue a subir para o coração, onde é oxigenado;
- Alternar entre água quente e fria no chuveiro também ativa a circulação.

Para complementar

A fim de melhorar a circulação do sangue, é possível tomar venotônicos, especialmente ginkgo biloba (à venda em cápsulas nas lojas de produtos dietéticos e nas farmácias). O vasodilatador Nootropil (que aumenta o calibre dos vasos) também melhora o funcionamento do cérebro. É preciso consultar seu clínico geral antes de começar um tratamento de aproximadamente dois meses.

OS PONTOS A SEREM ESTIMULADOS PARA MELHORAR A CIRCULAÇÃO NAS PERNAS

Não adianta nada ter um bom fluxo sanguíneo se obstáculos aparecem para bloquear a passagem! Para os chineses, o pâncreas e o baço são os órgãos que possibilitam uma boa circulação. O primeiro, elimina as células sanguíneas defeituosas; o segundo, abre as comportas quando realizamos um esforço. Para estimular esses dois órgãos:

- O ponto "Montículo de metal" (*shangqiu*), situado na parte interna do tornozelo, no cruzamento da borda anterior e inferior do maléolo interno.

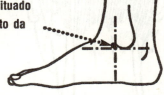

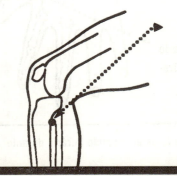

- O ponto "Manancial *yin* do montículo" (*yinlingquan*), localizado na parte interna da perna, logo abaixo do joelho, na cavidade entre a cabeça da tíbia e o músculo da panturrilha.

Favoreça o equilíbrio

OS PONTOS A SEREM ESTIMULADOS PARA O EQUILÍBRIO

- Os pontos "Riacho posterior" (*houxi*). Esses dois pontos simétricos estão localizados na borda exterior do mindinho, no nível da dobra que se forma entre a palma da mão e o dedo quando fechamos o punho.

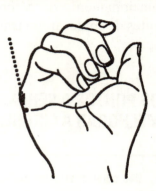

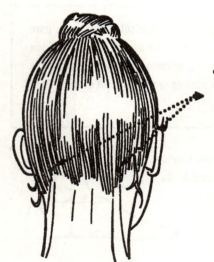

- O ponto "Mercado do vento" (*fengshi*), localizado na depressão logo atrás de cada orelha, entre o pescoço e a base da cabeça.

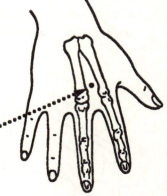

- O ponto "Pescoço rígido" (*luozhen*), localizado nas costas da mão, na cavidade entre o indicador e o dedo médio.

É preciso aquecer esses pontos, massageando-os em sentido horário durante dois minutos.

- A estimulação do ponto "Portão interior" (*neiguan*), localizado na parte interna do antebraço, à distância de três dedos acima da dobra do pulso, entre os dois tendões proeminentes, ativa a circulação do sangue nas regiões do cerebelo, nos centros vestibulares do equilíbrio, normaliza a pressão arterial e previne as vertigens.

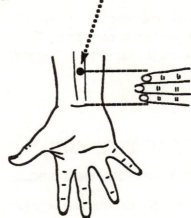

OS PONTOS AURICULARES

- Massageie os seguintes pontos:

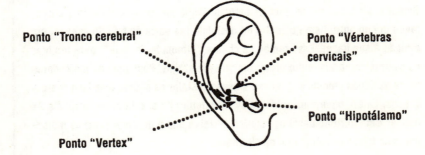

Preserve a memória

Alimentação

Costumamos ouvir, e é verdade, que o fósforo é excelente para a memória. Então, é preciso comer peixe. De preferência, os provenientes de mares frios, já que trará os benefícios do ômega 3.

EXERCÍCIOS! O "TAMBOR CELESTIAL"

A lenda conta que por ocasião do nascimento de Yu Fei uma ave gigante posou no telhado de sua casa. Era um sinal extraordinário, que indicava um futuro brilhante. Por este motivo seus pais lhe deram o nome de Fei, que em chinês significa "voar". Yu Fei foi um grande estrategista, tornou-se marechal e ganhou muitas batalhas. Contudo, ele também inventou um sistema de exercícios físicos para estimular a energia vital. Dentre esses oito exercícios, escolhi o que se chama "Tambor celestial".

Este exercício, no qual "direita e esquerda batem o tambor celestial, fazendo-o ressoar 24 vezes", melhora a circulação do sangue nas regiões cerebrais.

Sentada, tape as orelhas com as palmas das mãos, os dedos médios encostando um no outro bem no centro do occipício (na parte de trás da cabeça, em direção à sua base). Essa região se chama "Almofada de jade", para lembrar os centros cerebrais muito preciosos que ela abriga. Posicione os indicadores sobre os dedos médios e, como se quisesse estalar os dedos, faça isso sobre a cabeça. Então, ouvirá um ruído de tambor dentro da cavidade cerebral. Dê 24 batidas em um ritmo bastante regular. Observe que é possível bater os indicadores de forma concomitante ou alternada.

OS PONTOS A SEREM ESTIMULADOS PARA CONSERVAR A MEMÓRIA

Na medicina tradicional chinesa a estimulação dos pontos de acupuntura era utilizada para prevenir e desacelerar o envelhecimento do cérebro, os distúrbios de memória e de outras funções cognitivas. Hoje em dia, vários trabalhos universitários comprovam essas observações clínicas.[15] A estimulação desses pontos ativa a circulação do sangue e, portanto, a vascularização dos centros cerebrais. Além disso, ajuda a estimular o mecanismo da glicose (o cérebro se alimenta de açúcar) e a neutralizar os radicais livres. É por esse viés que ela melhora a memória e o conjunto das funções cognitivas. A eficácia desses pontos foi observada em diversos experimentos.[16]

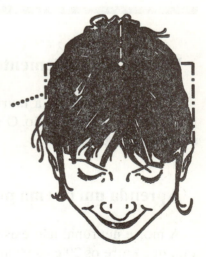

- O ponto "Cem encontros" (*baihui*), localizado no topo da cabeça, bem no meio da linha que liga o topo dos pavilhões das orelhas.

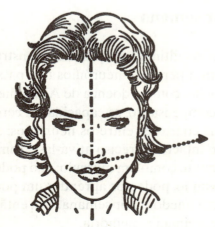

- O ponto "Meio da pessoa" (*renzhong*), situado acima do lábio superior, sobre a linha mediana do rosto, logo abaixo do nariz.

- O ponto "Porta da mente" (*shenmen*), situado na parte interna de cada pulso, sobre a dobra, na altura do mindinho.

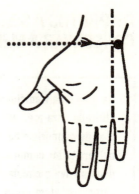

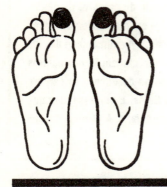

NOS PÉS:

- Massageie a parte interna do dedão do pé: este ponto corresponde ao cérebro.

Plantas e complementos alimentares indicados

O zinco, o fósforo e a taurina têm efeito estimulante sobre a memória e a concentração. O ginkgo biloba favorece a circulação sanguínea no cérebro.

Aprenda um poema por semana

A morte neuronal não existe. As últimas pesquisas demonstraram que entre os 20 e os 90 anos a perda de neurônios não passa de 10 a 20%. Somente as patologias, como a doença de Alzheimer, extrapolam esse processo. Em compensação, as capacidades cerebrais dependem da ativação das conexões entre os neurônios: as sinapses. Para manter o cérebro intacto é preciso ativá-las! Como trabalhar sua memória? Exatamente como um músculo: não podemos deixá-la descansar. Por exemplo, podemos aprender um poema, uma fábula, uma música, uma anedota por semana. Ou, então, utilizar os jogos eletrônicos que treinam a memória.

Visão

O fígado desempenha um papel preponderante na proteção dos olhos, por causa das substâncias imunológicas e dos neuro-hormônios que ele secreta.

OS PONTOS A SEREM MASSAGEADOS PARA ESTIMULAR A VISTA

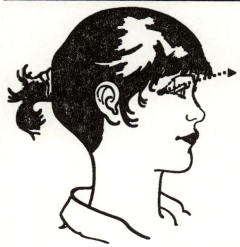

- O ponto "Fenda da pupila" (*tongziliao*), localizado na depressão sobre a borda lateral da órbita.

- O ponto "Penetração maior" (*taichong*), no pé, fica no espaço entre o dedão e o segundo dedo.

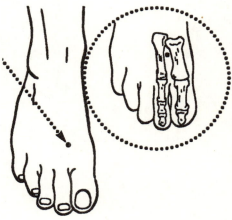

É preciso tomar antioxidantes, vitaminas E, A e sua provitamina — o betacaroteno —, e também selênio. O fígado também pode ser reforçado com o consumo frequente de sucos de frutas e legumes.

A planta indicada

O mirtilo, que reforça a retina.

Não esqueça

Ao iniciar este decênio chegamos a um novo desafio: a energia que diminui. Contudo, estimulando os músculos, a memória e todas as funções por meio de exercícios e dos pontos de acupuntura, os efeitos serão minimizados. Continuaremos levando uma vida ativa e ficaremos em forma pelos decênios seguintes. Claro que a vivacidade depende de uma boa disciplina do corpo e de uma boa higiene de vida, porém a vida social também importa: por mais estranho que isso possa parecer, o lado afetivo desempenha um papel decisivo na saúde, especialmente na visão, na memória e em todos os órgãos ligados aos cinco sentidos.

BONS HÁBITOS

Todos os dias:

- Ao acordar, um copo de água morna com suco de limão;
- Uma cápsula (150 mg) de vitamina E, em meses alternados. A ser completada por um coquetel de vitaminas A, C e de selênio;
- Uma cápsula de probióticos (veja na página 54);
- Uma colher de café de cúrcuma;
- Uma cápsula de sílica de manhã e à noite;
- Massageie seus seios com movimentos circulares, cerca de trinta vezes em cada sentido;
- Faça o exercício dos cinco imortais.

Conclusão
As imortais

CONCLUSÃO • AS IMORTAIS

*"Muito embora a tartaruga viva por muito tempo, cedo ou tarde
ela morre. A duração da vida não depende unicamente do Céu,
porém se chega à perenidade cuidando bem da saúde."*

CAO CAO (155-220)

Uma lenda conta que, um belo dia, o imperador da China exigiu ver o homem mais velho do país. Depois de muito procurar, os ministros encontraram o camponês Li, que tinha 110 anos. Sua esposa, 90. Então, o imperador perguntou a ele seus segredos de longevidade. O camponês inclinou-se trinta vezes e respondeu: "Majestade, não tenho nenhum segredo. A única coisa é que, uma vez por mês, na lua cheia, minha esposa e eu aquecemos o ponto 'Três distâncias do pé', localizado à distância de três dedos abaixo dos joelhos."

Passaram-se vários anos. A dinastia Song sucedeu à velha, e o novo imperador, por sua vez, exigiu ver o homem mais velho da China. Depois de muito procurar, os ministros encontraram o camponês Li, que estava com 140 anos, e sua esposa, com 120. Então, o imperador perguntou quais eram seus segredos de longevidade. O camponês inclinou-se trinta vezes e respondeu: "Majestade, não tenho nenhum segredo. A única coisa é que, uma vez por mês, na lua cheia, minha esposa e eu aquecemos o ponto 'Três distâncias do pé', localizado à distância de três dedos abaixo dos joelhos."

O envelhecimento não é um acontecimento passivo, mas um processo metabólico, regulado e comandado ativamente. Os genes específicos responsáveis pelo processo de envelhecimento e de longevidade já foram identificados. Pesquisadores japoneses descobriram o gene kloto, o gene anti-idade.[1] A inibição dele provoca um envelhecimento imediato nos camundongos; em compensação, sua presença impede o envelhecimento do organismo e do cérebro e melhora a memória, as outras funções cognitivas e a integridade dos pulmões e do sistema cardiovascular.

Mas o processo do envelhecimento e, consequentemente, da longevidade só está em parte submetido à influência genética. O meio ambiente, o regime alimentar e a atividade física também podem desacelerá-la. Além disso, a estimulação dos pontos de acupuntura causa efeitos no nível genético, agindo exatamente na expressão dos genes do envelhecimento. O ponto *shensu*, por exemplo, foi reconhecido por desacelerar o envelhecimento do sistema genital.[2] Uma quantidade expressiva de estudos recentes demonstrou que a acupuntura previne parcial ou completamente a alteração desses genes.[3] Pesquisas estão sendo realizadas para encontrar um modo de aplicar essas descobertas às terapias clínicas.

As pesquisas científicas confirmam que a atrofia encefálica do homem começa aos 40 anos.[4] No entanto, a diminuição do cérebro demonstrou ser menor nos idosos que usam com regularidade a mente. Surgiu daí uma antiga expressão chinesa: "A utilização frequente do cérebro prolonga a juventude." Os centenários sempre têm prazer em escrever poemas, declamar versos e jogar xadrez. Essas paixões favorecem o trabalho do cérebro, o exercício da inteligência, a formação do caráter e melhoram o moral.

Chegando ao fim deste livro, a imagem de Tamara, minha professora de acupuntura e de chinês, retorna à minha mente. Nascida na Polônia, ela fala cinco idiomas, demonstra interesse por tudo, sabe escutar com olhos compassivos os que a procuram para fazer confidências. O segredo de beleza dos octogenários vem da bondade e do interesse que demonstram pelos outros. Tamara passou vinte anos de sua vida e boa parte de sua juventude em prisões chinesas, onde conviveu com filósofos, médicos e alguns mestres taoístas. Apesar das más recordações, ela continua adorando a China.

A força e a vitalidade de Tamara me encantam. Ela é muito bonita, com seus olhos claros, seu cabelo branco volumoso recentemente cortado curto.

Sua casa está escondida nas montanhas suíças, perto de um lago, protegida por um círculo de montanhas. Amo esse refúgio: cada coisa está em seu lugar, com exatamente tudo o que é necessário, muito conforto e sem superfluidade. Um pouco como ela mesma.

O jardim é mágico, sempre repleto de flores, como se Tamara tivesse algum poder sobre as estações. Uma grande sequoia reina no centro. Essa anciã diz que, daqui a alguns séculos, será possível construir uma casa na copa da árvore.

Porém, ela trabalha, ainda traduz textos chineses, ensina o idioma ou escreve textos que envia pela internet, que ela domina perfeitamente.

Ela tenta tornar sua experiência de vida longa acessível a todos, quer difundir seus conhecimentos ancestrais, ensinar a arte de acumular os anos conservando todas as suas capacidades físicas e intelectuais.

Eu me lembro de uma de suas visitas, em Paris. Ela percorreu todas as livrarias chinesas de Paris, em busca de um manual muito raro, conversando em chinês com os chineses e em francês com os franceses. Ela acabou encontrando o livro. Ao voltar para casa, fiquei esgotada com aquela correria louca. E ela? Sorria, sempre tão saudável, e foi nos preparar um bom chá.

Este livro talvez tenha começado com ela, quando estávamos sentadas em torno de sua mesinha baixa de madeira, bebericando o chá.

Em um momento de fraqueza, eu lhe disse: "Tamara, não quero que você envelheça, tenho medo, não quero ver você envelhecer!" E ela me respondeu, sorrindo: "Isto é muito gentil de sua parte, mas envelhecer ainda é a única forma de viver muito tempo!"

Então, pensei: Viver muito tempo é algo maravilhoso, mas o que é ainda mais extraordinário, é viver bem por muito tempo. Espero que, graças a este livro, uma vida bela e longa, no melhor de sua forma física, se abra diante de você.

Anexos

Anexos

Anexo 1
A arte da sedução
e do prazer amoroso

Seduzir, o segredo das concubinas

Durante milhares de anos as concubinas dos imperadores chineses desenvolveram uma arma secreta: a arte da sedução. Seu objetivo: agradar ao imperador, seduzi-lo infinitamente. As lendas contam que os imperadores chineses tinham capacidades extraordinárias. Eles eram capazes de fazer amor com várias de suas concubinas em uma única noite, ou até durante vários dias e noites seguidos. E isto era possível graças aos conhecimentos das mulheres, que sabiam prolongar o prazer do imperador, sem esgotá-lo. Claro que essa arte as tornava ainda mais desejáveis e indispensáveis!

As técnicas de massagear os pontos de acupuntura desempenham papel primordial nessa arte. Os segredos das concubinas são os seguintes:

Para despertar o desejo

O ponto "Porta do Qi original" (*guanyuan*) está localizado na linha mediana do baixo-ventre, à distância de quatro dedos abaixo do umbigo. A estimulação desse ponto — uma massagem leve e suave, mesmo de curta duração (bastam alguns movimentos) — desperta o desejo e assegura o início de uma ereção estável e duradoura.

Para prolongar o desejo

Trata-se dos oito pontos sagrados (*baliao*): os quatro pares de pontos simétricos presentes em cada orifício do sacro. Sua estimulação (uma massagem leve por alguns instantes) aumenta a circulação do sangue nos órgãos genitais, garante a longa duração da ereção e prolonga consideravelmente o ato amoroso.

O ponto "Dez milhões de dólares" ou "Reunião do yin" (*huiyin*) no homem foi um segredo guardado a sete chaves durante séculos, de acordo com a lenda. A estimulação desse ponto tinha o intuito de impedir que o imperador perdesse suas essências durante o prazer, porque a ejaculação em decorrência do orgasmo esgota a energia. Portanto, a arte das concubinas constituía em impedir o escoamento do esperma, pressionando, logo antes do orgasmo, o ponto "Reunião do *yin*", localizado bem no meio do períneo, a meia distância entre os testículos e o ânus. Esse ponto, ao ser comprimido, bloqueia o pequeno vaso por onde escoa o esperma, mas preserva todo o prazer. Desse modo, é possível multiplicar o número de orgasmos ao infinito.

Anexo 2
Combata as dependências químicas

O tabaco

As francesas fumam cada vez mais, embora todos os efeitos nefastos do tabaco sejam bem conhecidos: a nicotina causa fadiga, aumenta o estresse, asfixia o cérebro, polui os pulmões, reduz as defesas imunológicas, estraga a pele, favorece o câncer... Como se não bastasse, mesmo sabendo que esse é o inimigo número 1, é bem difícil largá-lo, porque a nicotina acaba entrando no metabolismo. A dependência não deve ser tratada como determinação. Se você estiver motivada, a estimulação dos pontos de acupuntura pode ajudar no abandono do cigarro. Na verdade, os pontos de acupuntura voltam a sensibilizar os receptores das células nervosas saturadas pela nicotina. Assim, qualquer dependência fisiológica fica neutralizada.

Os pontos a serem massageados

- O ponto "Vale condutor" (*shuaigu*), localizado de cada lado da cabeça, na depressão à distância de um dedo acima do pavilhão das orelhas. Este ponto é utilizado também para o desligamento de todas as drogas. Neste caso, deve-se massagear durante dois ou três minutos (movimentos em espiral, no sentido horário), todos os dias, e cada vez que

sentir vontade de voltar a fumar um cigarro.
- Os dois pontos simétricos "Fragrância bem-vinda" (*yingxiang*) agem sobre o olfato: o cheiro do cigarro torna-se insuportável. Pressione o indicador ou o mindinho no ponto no nível da inserção das narinas.

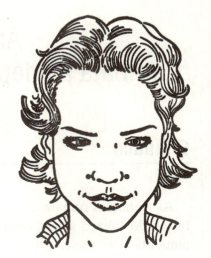

- Os dois pontos simétricos "Brecha divergente" (*lieque*), situados sobre a parte externa do antebraço, à distância de dois dedos sobre a dobra do pulso, logo acima do osso. Eles agem tanto no psiquismo quanto nas vias respiratórias.

Todos esses pontos são facilmente acessíveis e podem ser estimulados quando tiver a necessidade de acender um cigarro.

O álcool

Certa vez, na Quaresma, um respeitável homem foi sequestrado por piratas, que lhe impuseram uma escolha: ele deveria quebrar um dos três princípios da Quaresma, senão seria morto. As três interdições sagradas da Quaresma são: não beber álcool, não se deitar com uma mulher e não matar ovelhas. O homem respeitável disse que, dentre esses três pecados, beber álcool era o menos grave. Então, ele bebeu vinho... E depois disso, por vontade própria, matou uma ovelha e violou uma mulher!

Esta é uma historinha que circula pela Rússia, país famoso por sua vodca arrasadora! É importante destacar que o álcool destrói o sistema nervoso central, deteriora a memória e a concentração, causa fadiga e é fonte de graves acidentes de trânsito. Mesmo quando tomado em pequenas doses, ele exerce forte ação tóxica sobre o fígado. Portanto, é preferível consumi-lo com a menor frequência possível.

Os pontos de acupuntura são muito eficazes para se livrar da "ressaca" e também para deixar de beber.[1]

Os pontos a serem massageados

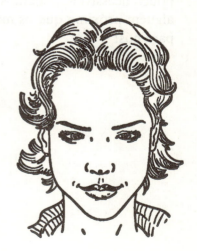

- O ponto "Ponta do nariz" (*suliao*), situado bem no meio da ponta do nariz.

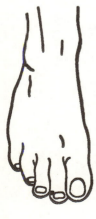

- Os dois pontos simétricos "Boca doente" (*lidui*), localizados em cada pé, no canto exterior da unha do segundo dedo.

A estimulação desses pontos possibilita atenuar completamente os sinais neurológicos da embriaguez, além de proteger o fígado da ação tóxica do álcool.

- Nas costas, os "Pontos de transporte dorsal do fígado" (*ganshu*), localizados à distância de dois dedos para fora da coluna vertebral, no espaço entre a nona e a décima vértebras dorsais. Para encontrar esses pontos, comece pela ponta inferior das escápulas e desça uma distância de dois dedos. É nesse nível que se situa o espaço entre a nona e a décima vértebras dorsais. Os pontos estão dispostos em ambos os lados da coluna vertebral. Como são pouco acessíveis, podemos pedir a alguém próximo que os massageie para nós!

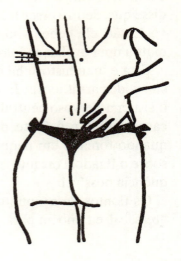

Anexo 3
Viaje com serenidade

Bons hábitos para viagens

Duas semanas antes da viagem

No caso de uma viagem à Ásia ou África, a mudança de clima e de alimentação poderia desarranjar os intestinos. Para se prevenir, comece um tratamento com probióticos, a serem tomados de manhã e à noite. Continue com o tratamento ao chegar ao local, para reforçar as defesas.

No *nécessaire* de viagem

- Os remédios habituais.
- Nas regiões tropicais, leve um desinfetante para a água, como comprimidos de cloreto de sódio e de prata.
- Para evitar a diarreia: é preferível não beber água que não seja engarrafada, ou comer legumes e frutas cruas (exceto quando forem descascados). Um antisséptico intestinal (de tipo Ercefuryl) e um antidiarreico (tipo Immodium) poderão ser úteis. Atenção, nunca se deve usar um antidiarreico sem antisséptico, sob pena de prender todas as toxinas nos intestinos! Também é possível levar carvão, como o de Belloc, excelente antimicrobiano, que deve ser ingerido em forma de seis cápsulas por dia, no caso de diarreia, náusea ou vômito.
- Medicação para o jet lag, caso seja necessário (veja adiante).

No avião

Tome três cápsulas de ginkgo biloba por dia, na véspera da viagem, no próprio dia e no dia seguinte a um voo de longa distância, ou de um grande trajeto percorrido de automóvel. Este venotônico amenizará os problemas circulatórios. A circulação das pernas acaba entravada quando ficamos sentadas por muito tempo. Durante o voo, caso as condições sejam favoráveis, deve-se levantar regularmente e andar um pouco.

Use meia-calça ou meias de contenção: elas impedem as veias de se dilatarem e favorecem o retorno venoso.

Use um apoio cervical ou cinturão lombar caso sofra de dores no pescoço ou nos ombros. Ele amortizará os microtraumatismos dolorosos causados pelo uso dos transportes.

Para combater o enjoo em meios de transporte

Desde o momento do embarque e com a maior frequência possível durante o trajeto, massageie o ponto "Portão interior" (*neiguan*) para combater o enjoo de carro, ônibus ou barco. Ele está localizado na parte interna do antebraço, à distância de três dedos acima da dobra do pulso, entre os dois tendões proeminentes. Existe também uma pulseira munida de uma pequena ponta que mantém a pressão certa no local. Este é o melhor sistema para enfrentar vertigens e náuseas.

Para combater o jet lag

Geralmente, ficamos sensíveis ao jet lag durante os três primeiros dias. Depois disso, o organismo volta a se sincronizar pela alternância entre dia e noite. Pode-se recorrer à homeopatia: *Berberis* 5 ch, três glóbulos que devem ser colocados debaixo da língua antes de dormir, nas três primeiras noites.

Tome a dose de um comprimido de 3 mg ao se deitar durante as três primeiras noites. A melatonina tem a vantagem de estimular também as defesas imunológicas.

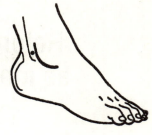

Por fim, para ajudá-la a dormir, aqueça o ponto "Montanhas de Kunlun" (*kunlun*), na cavidade entre o maléolo exterior e o tendão de aquiles.

Anexo 4
Reforce suas defesas
ao longo das estações

Cada estação traz uma cota de agressões. Portanto, é preciso reforçar os órgãos fragilizados pelas variações do clima, estimulando suas defesas imunológicas.

Primavera

Agressões: vento, pólen, chuva.
Órgãos sujeitos à fragilização: o fígado e a vesícula biliar.
Doenças frequentes: a febre do feno (coriza, olhos lacrimejantes).
Prevenção:
- Faça um tratamento com rabanete preto (uma ampola de manhã) e tome tisanas de tília para drenar o fígado.
- Coma menos e prefira alimentos mais leves (menos carne e molhos, mais legumes e frutas).

Verão

Agressão: calor.
Órgãos sujeitos à fragilização: o coração, os vasos sanguíneos.
Prevenção:
- Coma frutas secas ricas em potássio (indispensável para o músculo cardíaco) e em antioxidantes: damasco, uvas-passas, figos, banana-passa, ameixas secas; e também amêndoas, nozes, pistache.
- Tome um suplemento de ginkgo biloba e rutina (veja a dosagem na embalagem), duas plantas que reforçam as paredes das veias e das artérias.

- Beba muita água para compensar a desidratação causada pelo calor.
- Massageie o ponto "Pântano do pé" (*chize*), localizado na parte interior do braço, na dobra do cotovelo, no nível da cavidade externa do tendão.

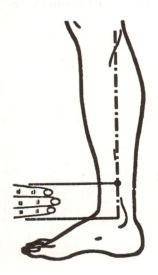

- No fim do verão (e em todos os períodos intermediários entre as estações), faça outro tratamento com enzimas digestivas e carvão para desintoxicar o fígado. E massageie o ponto "Cruzamento dos três *yin*" (*sanyinjiao*), localizado na parte interna da canela, à distância de três dedos acima do ponto mais proeminente do maléolo interno.

Outono

<u>Agressões</u>: frescor, secura do ar.
Órgãos sujeitos à fragilização: os pulmões, as vias respiratórias.
<u>Prevenção</u>:
- Faça um tratamento com equinácea ou lapacho, duas plantas imbatíveis contra as afecções do inverno, como os resfriados e a gripe.

- Coloque no aquecedor da sala ou do quarto um umidificador cheio d'água e algumas gotas de óleo essencial de eucalipto, antisséptico para as vias respiratórias.
- Lave diariamente o nariz com água do mar.

Inverno

<u>Agressões</u>: frio, ar seco.

Órgãos sujeitos à fragilização: as articulações, as vértebras lombares.

<u>Prevenção</u>:

- Mantenha os pés e as costas aquecidos.
- Faça um tratamento com cavalinha (consulte a dosagem na embalagem), planta que previne a destruição das cartilagens e reforça as articulações.

Notas

NOTAS DA INTRODUÇÃO

1.STÉPHAN J.-M.,"Mécanismes neurophysiologiques de l'électroacupuncture dans les algies" [Mecanismos neurofisiológicos da eletroacupuntura nas algias], *Acupuncture & Moxibustion*, n° 7 (2), 2008, p. 127-137.

2. VOLF N., FERDMAN L., ANTIPOV L., "Résistance immunitaire spécifique et non spécifique chez les enfants souffrant de maladies contagieuses" [Resistência imunológica específica e não específica em crianças com doenças contagiosas], in *Resistance immunitaire specifique et non specifique chez les enfants souffrant de maladies contagieuses*, 1983, p. 23-27.

3. VOLF N., FERDMAN L., "Le role du diagnostic d'acupuncture dans le traitement des enfants souffrant d'asthme bronchique" [O papel do diagnóstico por acupuntura no tratamento das crianças que sofrem de asma bronquial], *Synthèse des rapports du 2ᵉ Congres mondial d'acupuncture et de moxibustion*, 1990, p. 334.

4. NARONGPUNCT V., ALIMI D., DACTU S., IBOS L., FONTAS B., CANDAU Y., BLOCH S., "La symétrie anatomique d'un méridien d'acupuncture traditionnelle chinoise par visualisation thermographique infrarouge" [A simetria anatômica de um meridiano de acupuntura tradicional chinesa por visualização termográfica infravermelha], *Acupuncture & Moxibustion*, n° 5, 2006, p. 132-141.

5. A estimulação dos pontos de acupuntura e o efeito sobre o cérebro
Estudos de exploração do cérebro com ressonância magnética funcional durante a acupuntura demonstraram que cada ponto de acupuntura age especificamente em regiões precisas do cérebro, diferentes em função do ponto estimulado no momento. Enquanto que o ponto "placebo" não causa nenhuma ação sobre o cérebro.

FANG S.H., ZHANG S.Z., Liu H., "Study on brain response to acupuncture by functional magnetic resonance imaging — observation on 14 healthy subjects", *Zhongguo Zhong Xi Yi Jie He Za Zhi*, n° 26, novembro de 2006, p. 965-968.

YAN B., Li K., Xu J., WANG W., Li K., Liu H., SHAN B.,TANG X., "Acu-point-specific fMRI patterns in human brain", *Neurosci. Lett.*, n° 383 (3), 5 de agosto de 2005, p. 236-240.

Li G., Liu H.L., CHEUNG R.T., HUNG Y.C., WONG K.K., SHEN G.G., MA Q.Y., YANG E.S., "An fMRI study comparing brain activation bet-ween word generation and electrical stimulation of language-implicated acupoints", *Hum. Brain Mapp.*, n° 18 (3), março de 2003, p. 233-238.

CHEN A.C., Liu F.J., WANG L., ARENDT-NNIELSEN L., "Mode and site of acupuncture modulation in the human brain: 3D (124-ch) EEG po-wer spectrum mapping and source imaging", *Neuroimage*, n° 29 (4), feve-reiro de 2006, p. 1080-1091.

KONG J., MA L., GOLLUB R.L., WEI J., YANG X., Li D., WENG X., JIA F., WANG C., Li F, Li R., ZHUANG D., "A pilot study of functional magne-tic resonance imaging of the brain during manual and electroacupuncture stimulation of acupuncture point (LI-4 Hegu) in normal subjects reveals differential brain activation between methods", *J. Altern. Complement. Med.*, n° 8 (4), agosto de 2002, p. 411-419.

NAPADOW V., MAKRIS N., Liu J., KETTNER N.W., KWONG K.K., HUI K.K. "Effects of electroacupuncture versus manual acupuncture on the human brain as measured by fMRI", *Hum. Brain Mapp.*, n° 24 (3), março de 2005, p. 193-205.

Li K., SHAN B., Xu J., Liu H., WANG W., ZHI L., Li K., YAN B., TANG X., "Changes in fMRI in the human brain related to different durations of manual acupuncture needling", *J. Altern. Complement. Med.*, n° 12 (7), setembro de 2006, p. 615-623.

CHIU J.H., CHUNG M.S., CHENG H.C., YEH T.C., HSIEH J.C., CHANG C.Y., KUO W.Y., CHENG H., HO L.T., "Different central manifestations in response to electroacupuncture at analgesic and nonanalgesic acupoints in rats: a manganese-enhanced functional magnetic resonance imaging study", *Can. J. Vet.* Res., n° 67 (2), maio de 2003, p. 94-101.

HUI K.K., LIU J., MAKRIS N., GOLLUB R.L., CHEN A.J., MOORE C.I., KENNEDY D.N., ROSEN B.R., KWONG K.K., "Acupuncture modu-lates the limbic system and subcortical gray structures of the human brain: evidence from fMRI studies in normal subjects", *Hum. Brain Mapp.*, n° 9 (1), 2000, p. 13-25.

HUI K.K., LIU J., MARINA O., NAPADOW V., HASELGROVE C., KWONG K.K., KENNEDY D.N., MAKRis N., "The integrated response of the human cerebro-cerebellar and limbic systems to acupuncture stimulation at ST 36 as evidenced by fMRI", *Neuroimage*, n° 27 (3), setembro de 2005, p. 479-496.

HSIEH J.C., TU C.H., CHEN E.P, CHEN M.C., YEH T.C., CHENG H.C., WU Y.T., LIU R.S., HO L.T., "Activation of the hypothalamus characterizes the acupuncture stimulation at the analgesic point in human: a positron emission tomography study", *Neurosci. Lett.*, n° 307 (2), 13 de julho de 2001, p. 105-108.

GONG P., ZHANG M.M., JIANG L.M., "Research on effect of acupuncture at Sanyinjiao on brain function by means of positron emission tomographic imaging", *Zhongguo Zhong Xi Yi Jie He Za Zhi*, n° 26 (2), fevereiro de 2006, p. 119-222.

WU M.T., SHEEN J.M., CHUANG K.H., YANG P, CHIN S.L., TSAI C.Y., CHEN C.J., LIAO J.R., LAI P.H., CHU K.A., PAN H.B., YANG C.E, "Neuronal specificity of acupuncture response: a fMRI study with electroacupuncture", *Neuroimage*, n° 16 (4), 2002, p. 1028-1037.

ZHANG W.T., JIN Z., HUANG J., ZHANG L., ZENG Y.W., LUO F., CHEN A.C., HAN J.S., "Modulation of cold pain in human brain by electric acupoint stimulation: evidence from fMRI", *Neuroreport*, n° 14 (12), 2003, p. 1591-1596.

6. NIBOYET J., *Traité d'acupuncture* [Tratado de acupuntura], Maisonneuve, Metz, 1970.
TSENG C.C., CHANG C.L., LEE J.C., CHEN T.Y., CHENG J.T., "Attenuation of the catecholamine responses by electroacupuncture on Jen--Chung point during postoperative recovery period in humans", *Neurosci. Lett.*, n° 228 (3), 13 de junho de 1997, p. 187-190.

NOTAS DO CAPÍTULO DE 20 A 30 ANOS

1. WELLS P.G., MCCALLUM G.P., CHEN C.S., HENDERSON J.T., LEE C.J., PERSTIN J., PRESTON T.J., WILEY M.J., WONG A.W., "Oxidative stress in developmental origins of disease: teratogenesis, neurodevelopmental deficits and Cancer", *Toxicol. Sci.*, 6 de janeiro de 2009.

RIBOLI E., NORAT T., "Epidemiologic evidence of the protective effect of fruits and vegetables on cancer risk", *Am. J. Clin. Nutr.*, n° 78 (3 Suppl.), setembro de 2003, p. 559S-569S.

LA VECCHIA C., ALTIERI A., TAVANI A., "Vegetables, fruits, antioxidants and cancer: a review of italian studies", *Eur. J. Nutr.*, n° 40 (6), dezembro de 2001, p. 261-267.

2. Effets de l'acupuncture sur les règles douloureuses [Efeito da acupuntura nas cólicas]
LI W.L., LIU L., SUN L.H., "Analysis on therapeutic effect of substance-partitioned moxibustion at *guanyuan* (CV 4) and *shenque* (CV 8) for treatment of primary dysmenorrhea of cold-damp type", *Zhongguo Zhen Jiu*, n° 26 (7), julho de 2006, p. 481-482.

WANG S.M., Li X.G., ZHANG L.Q., Xu Y.C., Li Q., "Clinical observation on medicine-separated moxibustion for treatment of primary dysmenorrhea and study on the mechanism", *Zhongguo Zhen Jiu.*, n° *25* (11), novembro de 2005, p. 773-775.

3. Contracepção oral
KRAUSE D.N., DUCKLES S.P., PELLIGRINO D.A., "Influence of sex steroid hormones on cerebrovascular function", *J. Appl. PhysioL*, n° 101 (4), outubro de 2006, p. 1252-1261.

SILBERSTEIN S.D., MERRIAM G.R., "Sex hormones and headache", *J. Pain Symptom Manage.*, n° *8* (2), fevereiro de 1993, p. 98-114.

SCHIPPER H.M., "Neurology of sex steroids and oral contraceptives", *Neurol. Clin.*, n° *4* (4), novembro de 1986, p. 721-751.

4. Haxixe
TASCHNER K.L., "Psychopathology and differential diagnosis of so-called cannabis psychoses", *Fortschr. NeuroL Psychiatr.*, n° 51 (7), julho de 1983, p. 235-248. WITTCHEN H.U., FROHLICH C., BEHRENDT S., GUNTHER A., REHM J., ZIMMERMANN P., LIEB R., PERKONIGG A., "Cannabis use and cannabis use disorders and their relationship to mental disorders: A 10-year prospective-longitudinal community study in adolescents", *Drug Alcohol Depend.*, 24 de janeiro de 2007.

MEDINA K.L., SHEAR E.K., CORCORAN K., "Ecstasy (MDMA) exposure and neuropsychological functioning: a polydrug perspective", *J. Int. Neuropsychol. Soc.*, n° 11 (6), outubro de 2005, p. 753-765.

MEDINA K.L., SHEAR E.K., "Anxiety, depression, and behavioral symptoms of executive dysfunction in ecstasy users: Contributions of polydrug use", *Drug Alcohol Depend.*, 28 de outubro de 2006.

Eficácia dos pontos de acupuntura sobre as drogas

BREWINGTON V., SMITH M., LIPTON D., "Acupuncture as a detoxification treatment: an analysis of controlled research", *J. Subst. Abuse Treat.*, n° 11 (4), julho-agosto de 1994, p. 289-307.

5. Efeitos da vitamina E

DORJGOCHOO T., SHRUBSOLE M.J., SHU X.O., LU W., RUAN Z., ZHENG Y., CAI H., DAI Q., GU K., GAO Y.T., ZHENG W., "Vitamin supplement use and risk for breast cancer: the Shanghai Breast Cancer Study", *Breast Cancer Res. Treat.*, 5 de outubro de 2007.

CHRISTEN W.G., LIU S., GLYNN R.J., GAZIANO J.M., BURING J.E., "Dietary carotenoids, vitamins C and E, and risk of cataract in women: a prospective study", *Arch. OphthalmoL*, n° 126 (1), janeiro de 2008, p. 102-109.

RINO Y., SUZUKI Y., KUROIWA Y., YUKAWA N., SAEKI H., KANARI M., WADA H., INO H., TAKANASHI Y., IMADA T., "Vitamin E malabsorption and neurological consequences after gastrectomy for gastric cancer", *Hepatogastroenterology,* n° 54 (78), setembro de 2007, p. 1858-1861.

6. VOLLE D.H., LOBACCARO J.M., "Role of the nuclear receptors for oxysterols LXRs in steroidogenic tissues beyond the 'foie gras', the steroids and sex?", *MoL Cell. Endocrinol.*, n° 265-266, fevereiro de 2007, p. 183-189.

7. HACQUEBARD M., CARPENTIER YA., "Vitamin E: absorption, plasma transport and cell uptake", *Curr. Opin. Clin. Nutr. Metab. Care*, n° 8 (2), março de 2005, p. 133-138.

HUANG H.S., MA M.C., CHEN J., "Low-vitamin E diet exacerbates calcium oxalate crystal formation via enhanced oxidative stress in rat hyperoxaluric kidney", *Am. J. PhysioL Renal PhysioL*, n° 296 (1), janeiro de 2009, p. F34-45.

8. FREDERIKSEN H., TAXVIG C., HASS U., VINGGAARD A.M., NELLEMANN C., "Higher levels of ethyl paraben and butyl paraben in rat amniotic fluid than in maternal plasma after subcutaneous administration", *Toxicol. Sci.*, n° 106 (2), outubro de 2006, p. 376-383.

KOPPE J.G., BARTONOVA A., BOLTE G., BISTRUP M.L., BUSBY C., BUTTER M., DORFMAN P., FUCIC A., GEE D., VAN DEN HAZEL E., HOWARD V., KOHLHUBER M., LEIJS M., LUNDQVIST C., MOSHAMMER H., NAGINIENE R., NICOLOPOULOU-STAMATI P., RONCHETTI R., SALINES G., SCHOETERS G., TEN TUSSCHER G.,

WALLIS M.K., ZUURBIER M., "Exposure to multiple environmental agents and their effect", *Acta Paediatr. Suppl.*, nº 95 (453), dezembro de 2008, p. 106-113.

9. KOZIN V., "L'arme secrète des champions olympiques chinois" [A arma secreta dos campões olímpicos chineses], *Komsomolskaya Pravda*, nº 22, 28 de agosto de 2008, p. 32.

10. GERSHON M., *The second brain: a groundbreaking new understanding of nervous disorder of the stomach and intestine*, Harper Collins Publisher, Nova York, 1998.

11. Laticínios e acne
ADEBAMOWO C.A., SPIEGELMAN D., BERKEY C.S., DANBY F.W., ROCKETT H.H., COLDITZ G.A., WILLETT W.C., HOLMES M.D., "Milk consumption and acne in adolescent girls", *J. Am. Acad. Dermatol.*, nº 58 (5), maio de 2008, p. 787-793.

12. Regulação dos pontos de apetite e dores gástricas
XU F., CHEN R., "Reciprocal actions of acupoints on gastrointestinal peristalsis during electroacupuncture in mice", *J. Tradit. Chin. Med.*, nº 19 (2), junho de 1999, p. 141-144. QIAN L.W., LIN Y.P., "Effect of electroacupuncture at *zusanli* (ST36) point in regulating the pylorus peristaltic function", *Zhongguo Zhong Xi Yi Jie He Za Zhi*, nº 13 (6), junho de 1993, p. 324, 336-339.

XU J., HUANG X., WU B., HU X., "Influence of mechanical pressure applied on the stomach meridian upon the effectiveness of acupuncture of *zusanli*", *Zhen Ci Yan Jiu*, nº 18 (2),1993, p. 137-142.

LI X.P., YAN J., YI S.X., CHANG X.R., LIN Y.P., YANG Z.B., HUANG A., HU R., "Effect of electroacupuncture on gastric mucosal intestinal trefoil factor gene expression of stress-induced gastric mucosal injury in rats", *World J. Gastroenterol.*, nº 12 (12), 28 de março de 2006, p. 1962-1965.

ZHOU B., HOU S.Z., "Application of acupuncture in imaging of changing pyloric antrum and duodenal bulb metamorphosis", *Zhongguo Zhen Jiu*, nº 26 (9), setembro de 2006, p. 633-634.

13. O ômega 3 e seus efeitos antidepressivos
STOLL A.L., DAMICO K.E., DALY B.P., SEVERUS W.E., MARANGELL L.B., "Methodological considerations in clinical studies of omega 3 fatty acids in major depression and bipolar disorder", *World Rev. Nutr. Diet.*, nº 88, 2001, p. 58-67.

FERRAZ A.C., KISS A., ARAUJO R.L., SALLES H.M., NALIWAIKO K., PAMPLONA J., MATHEUSSI F., "The antidepressant role of dietary long-chain polyunsaturated n-3 fatty acids in two phases in the developing brain", *Prostaglandins Leukot. Essent. Fatty Acids*, n° 78 (3), março de 2008, p. 183-188.

NOTAS DO CAPÍTULO DE 30 A 40 ANOS

1. Emoções positivas e melhora das defesas imunológicas
KIMATA H., "Kissing selectively decreases allergen-specific IgE production in atopic patients", *J. Psychosom. Res.*, n° 60 (5), maio de 2006, p. 545-547.

KIMATA H., "Suckling reduces allergic skin responses and plasma levels of neuro-peptide and neurotrophin in lactating women with atopic eczema/dermatitis syndrome", *Int. Arch. Allergy Immunol.*, n° 132 (4), dezembro de 2003, p. 380-383.

2. Efeitos da vitamina E
DORJGOCHOO T., SHRUBSOLE M.J., SHU X.O., LU W., RUAN Z., ZHENG Y., CAI H., DAI Q., GU K., GAO Y.T., ZHENG W., "Vitamin supplement use and risk for breast cancer: the Shanghai Breast Cancer Study", *Breast Cancer Res. Treat.*, 5 de outubro de 2007.

CHRISTEN W.G., LIU S., GLYNN R.J., GAZIANO J.M., BURING J.E., "Dietary carotenoids, vitamins C and E, and risk of cataract in women: a prospective study", *Arch. Ophthalmol.*, n° 126 (1), janeiro de 2008, p. 102-109.

RING Y., SUZUKI Y., KUROIWA Y., YUKAWA N., SAEKI H., KANARI M., WADA H., INO H., TAKANASHI Y., IMADA T., "Vitamin E malabsorption and neurological consequences after gastrectomy for gastric cancer", *Hepatogastroenterology*, n° 54 (78), setembro de 2007, p. 1858-1861.

3. Regimes alimentares e enxaquecas
PEATFIELD R.C., GLOVER V., LITTLEWOOD J.T., SANDLER M., CLIFFORD ROSE F., "The prevalence of diet-induced migraine", *Cephalalgia*, n° 4 (3), setembro de 1984, p. 179-183.

4. GERSHON M., *The second brain: a groundbreaking new understanding of nervous disorder of the stomach and intestine*, Harper Collins, Nova York, 1998.

SAVI L., RAINERO I., VALFRE W., GENTILE S., LO GIUDICE R., PINESSI L., "Food and headache attacks. A comparison of patients with migraine and tension-type headache", *Panminerva Med.*, n° 44 (1), março de 2002, p. 27-31.

PEATFIELD R.C., "Relationships between food, wine, and beer-precipitated migrainous headaches", *Headache*, n° 35 (6), junho de 1995, p. 355-357.

5. Música e alergias
KIMATA H., "Listening to Mozart reduces allergic skin wheal responses and in vitro allergen-specific IgE production in atopic dermatitis patients with latex allergy", *Behav. Med.*, n° 29 (1), primavera de 2003, p. 15-19.

NOTAS DO CAPÍTULO A GESTAÇÃO

1. Utilização da acupuntura durante a gravidez
COUTURIER L., "L'acupuncture a toutes les étapes de la grossesse" [A acupuntura em todas as etapas da gravidez], *Le Quotidien du médecin*, n° 7949, 27 de abril de 2006.

2. Contracepção e fertilidade
ALAM S.M., PAL R., NAGAR S., ISLAM M.A., SAHA A., "Pharmacophore search for anti-fertility and estrogenic potencies of estrogen analogs", *J. Mol. Model.*, n° 14 (11), novembro de 2008, p. 1071-1082.

STUCKEY B.G., "Female sexual function and dysfunction in the reproductive years, the influence of endogenous and exogenous sex hormones", *J. Sex. Med.*, n° 5 (10), outubro de 2008, p. 2282-2290.

3. Qualidade da alimentação e do pH sobre a fecundidade
WHYTE J.J., ALEXENKO A.P., DAVIS A.M., ELLERSIECK M.R., FOUNTAIN E.D., ROSENFELD C.S., "Maternal diet composition alters serum steroid and free fatty acid concentrations and vaginal pH in mice", *J. Endocrinol.*, n° 192 (1), janeiro de 2007, p. 75-81.

GRUBEROVA J., BIKOVA S., ULCOVA-GALLOVA Z., REISCHIG J., ROKYTA Z., "Ovulatory mucus and its pH, arborization and spermagglutination antibodies in women with fertility disorders", *Ceska Gynekol.*, n° 71 (1), janeiro de 2006, p. 36-40.

HELMERHORST F.M., VAN VLIET H.A., GORNAS T., FINKEN M.J., GRIMES D.A., "Intrauterine insemination versus timed intercourse for cervical hostility in subfertile couples", *Obstet. Gynecol. Sure*, n° 61.(6), junho de 2006, p. 402-414.

RATH D., TOPFER-PETERSEN E., MICHELMANN H.W., SCHWARTZ P., VON WITZENDORFF D., EBELING S., EKHLASI-HUNDRIESER M., PIEHLER E., PETRUNKINA A., ROMAR R., "Structural, biochemical and functional aspects of spermoocyte interactions in pigs", *Soc. Rep rod. Fertil. Suppl*, n° 62, 2006, p. 317-330.

4. Eficácia da acupuntura para as FIV

MANHEIMER E., ZHANG G., UDOFF L., HARAMATI A., LANGENBERG P., BERMAN B.M., BOUTER L.M., "Effects of acupuncture on rates of pregnancy and live birth among women undergoing in vitro fertilisation: systematic review and meta-analysis", *BMJ*, n° 336 (7643), 8 de março de 2008, p. 545-549.

5. Eficácia do "Ponto dos belos bebês" para evitar as cesáreas

NERI I., AIROLA G., CONTU G., ALLAIS G., FACCHINETTI F., BENEDETTO C., "Acupuncture plus moxibustion to resolve breech presentation: a randomized controlled study", *J. Matern. Fetal. Neonatal. Med.*, n° 15 (4), abril de 2004, p. 247-252.

CARDINI F., WEIXIN H., "Moxibustion for correction of breech presentation: a randomized controlled trial", *JAMA*, n° 280 (18), 11 de novembro de 1998, p. 1580-1584. BOOG G., "Alternative methods instead of external cephalic version in the event of breech presentation. Review of the literature", *J. Gynecol. Obstet. Biol. Reprod.*, n° 33 (2), abril de 2004, p. 94-98.

6. Eficácia da acupuntura durante o parto

GAUDERNACK L.C., FORBORD S., HOLE E., "Acupuncture administered after spontaneous rupture of membranes at term significantly reduces the length of birth and use of oxytocin. A randomized controlled trial", *Acta Obstet. Gynecol. Scand.*, n° 85 (11), 2006, p. 1348-1353.

SKILLMAN E., FOSSEN D., HEIBERG E., "Acupuncture in the management of pain in labor", *Acta Obstet. Gynecol. Scand.*, n° 81 (10), outubro de 2002, p. 943-948. NESHEIM B.I., KINGE R., BERG B., ALFREDSSON B., ALLGOT E., HOVE G., JOHNSEN W., JORSETT I., SKEI S., SOLBERG S., "Acupuncture during labor can reduce the use of meperidine: a controlled clinical study", *Clin. J. Pain*, n° 19 (3), maio-junho de 2003, p. 187-191.

RAMNERO A., HANSON U., KIHLGREN M., "Acupuncture treatment during labour — a randomised controlled trial", *BJOG*, n° 109 (6), junho de 2002, p. 637-644.

TERNOV K., NILSSON M., LOFBERG L., ALGOTSSON L., AKESON J., "Acupuncture for pain relief during childbirth", *Acupunct. Electrother. Res.*, n° 23 (1), 1998, p. 19-26.

MARTENSSON L., WALLIN G., "Use of acupuncture and sterile water injection for labor pain: a survey in Sweden", *Birth.*, n° 33 (4), dezembro de 2006, p. 289-296.

7. Riscos ligados à ingestão de hormônios
NELSON H.D., HUMPHREY L.L., NYGREN P., TEUTSCH S.M., ALLAN J.D., "Postmenopausal hormone replacement therapy: scientific review", *JAMA*, n° 288 (7), 21 de agosto de 2002, p. 872-881.

CHLEBOWSKI R.T., HENDRIX S.L., LANGER R.D., STEFANICK M.L., GASS M., LANE D., RODABOUGH R.J., GILLIGAN M.A., CYR M.G., THOMSON C.A., KHANDEKAR J., PETROVITCH H., MCTIERNAN A., "WHIMS Investigators. Influence of estrogens plus progestin on breast cancer and mammography in healthy postmenopausal women: the Women's Health Initiative Randomized Trial", *JAMA*, n° 289 (24), 25 de junho de 2003, p. 3243-3253.

NOTAS DO CAPÍTULO DE 40 A 50 ANOS

1. Constipação e pontos de acupuntura
JEON S.Y., JUNG H.M., "The effects of abdominal meridian massage on constipation among CVA patients", *Taehan Kanho Hakhoe Chi.*, n° 35 (1), fevereiro de 2005, p. 135-142.

IWA M., NAKADE Y., PAPPAS T.N., TAKAHASHI T., "Electroacupuncture improves restraint stress-induced delay of gastric emptying via central glutaminergic pathways in conscious rats", *Neurosci. Lett.*, n° 399 (1-2), 15 de maio de 2006, p. 6-10.

IWA M., NAKADE Y., PAPPAS T.N., TAKAHASHI T., "Electroacupuncture elicits dual effects: stimulation of delayed gastric emptying and inhibition of accelerated colonic transit induced by restraint stress in rats", *Dig. Dis. Sci.*, n° 51 (8), agosto de 2006, p. 1493-1500.

2. Efeito do cromo
DJORDJEVIC P.B., DIMITRIJEVIC V., MAKSIMOVIC R., VRVIC M., VUCETIC J., "Application of organic bound chrome in disturbed glycoregulation therapy", *Transplant. Proc.*, n° 27 (6), dezembro de 1995, p. 3333-3334.

3. Emagrecimento e eficácia dos pontos de acupuntura

CABYOGLU M.T., ERGENE N., TAN U., "The treatment of obesity by acupuncture", *Int. J. Neurosci.*, n° 116 (2), fevereiro de 2006, p. 165-175.

WANG S.J., LI Q., SHE Y.E., II A.Y., XU H.Z., ZHAO Z.G., "Effect of electroacupuncture on metabolism of lipids in rats of obesity induced by sodium glutamate", *Zhongguo Zhen Jiu*, n° 25 (4), abril de 2005, p. 269-271.

YU A.S., YANG J.S., WEI L.X., XIE Y.Y., "Observation on therapeutic effect of simple obesity treated with acupuncture, auricular point sticking and TDP", *Zhongguo Zhen Jiu,* n° 25 (11), novembro de 2005, p. 828-830.

MI Y.Q., "Clinical study on acupuncture for treatment of 80 cases of simple obesity", *Zhongguo Zhen Jiu*, n° 25 (2), fevereiro de 2005, p. 95-97.

KANG S.B., GAO X.L., WANG S.J., WANG Y.J., "Acupuncture for treatment of simple obesity and its effect on serum leptin level of the patient", *Zhongguo Zhen Jiu*, n° 25 (4), abril de 2005, p. 243-245.

WANG L.L., YIN G.Z., "Effects of acupuncture on leptin level and relative factors in the simple obesity Uigur patient", *Zhongguo Zhen Jiu*, n° 25 (12), dezembro de 2005, p. 834-836.

XU B., YUAN J.H., LIU Z.C., CHEN M., WANG X.J., "Effect of acupuncture on plasma peptide YY in the patient of simple obesity", *Zhongguo Zhen Jiu*, n° 25 (12), dezembro de 2005, p. 837-840.

4. Pontos auriculares e regulação do apetite

SHIRAISHI T., ONOE M., KAGEYAMA T., SAMESHIMA Y., KOJIMA T., KONISHI S., YOSHIMATSU H., SAKATA T., "Effects of auricular acupuncture stimulation on nonobese, healthy volunteer subjects", *Obes. Res.*, Suppl. 5, 3 de dezembro de 1995, p. 667S-673S.

ASAMOTO S., TAKESHIGE C., "Activation of the satiety center by auricular acupuncture point stimulation", *Brain Res. Bull.*, n° 29 (2), agosto de 1992, p. 157-164. RICHARDS D., MARLEY J., "Stimulation of auricular acupuncture points in weight loss", *Aust. Fam. Physician.*, Suppl. 2, 27 de julho de 1998, p. S73-77.

5. A eficácia da acupuntura sobre as lombalgias

WEIDENHAMMER W., LINDE K., STRENG A., HOPPE A., MELCHART D., "Acupuncture for chronic low back pain in routine car : a multicenter observational study", *Clin. J. Pain.*, n° 23 (2), fevereiro de 2007, p. 128-135.

LINDE K., WEIDENHAMMER W., STRENG A., HOPPE A., MELCHART D., "Acupuncture for osteoarthritic pain: an observational study in routine care", *Rheumatology*, n° 45 (2), fevereiro de 2006, p. 222-227.

COCHRANE T., DAVEY R.C., MATTHES EDWARDS S.M., "Randomised controlled trial of the cost-effectiveness of water-based therapy for lower limb osteoarthritis", *Health Technol. Assess.*, n° 9 (31), agosto de 2005, p. III-IV, IX-XI, 1-114.

ITOH K., KATSUMI Y., KITAKOJI H., "Trigger point acupuncture treatment of chronic low back pain in elderly patients — a blinded RCT", *Acupunct. Med.*, n° 22 (4), dezembro de 2004, p. 170-177.

MANHEIMER E. et coll., "Meta-analysis: acupuncture for low back pain", *Ann. Int. Med.*, n° 142, p. 651-663.

WITT C.M., JENA S., SELIM D., et al., "Pragmatic randomized trial evaluating the clinical and economic effectiveness of acupuncture for chronic low back pain", *Am. J. Epidemiol.*, vol. 164, n° 5, 1° de setembro de 2006, p. 487-496.

6. Lombalgias e eficácia dos pontos auriculares
SATOR-KATZENSCHLAGER S.M., MICHALEK-SAUBERER A., "P-Stim auricular electroacupuncture stimulation device for pain relief", *Expert Rev. Med. Devices*, n° 4 (1), janeiro de 2007, p. 23-32.

SATOR-KATZENSCHLAGER S.M., SCHARBERT G., KOZEK-LANGENECKER S.A., SZELES J.C., FINSTER G., SCHIESSER A.W., HEINZE G., KRESS H.G., "The short and long-term benefit in chronic low back pain through adjuvant electrical versus manual auricular acupuncture", *Anesth. Analg.*, n° 98 (5), maio de 2004, p. 1359-1364, índice.

NOTAS DO CAPÍTULO DE 50 A 60 ANOS

1. Acupuntura e melhora do ritmo cardíaco
YU Y., CUI C., YU J., "Tachycardia ameliorated by electroacupuncture in morphine withdrawal rats", *Zhongguo Zhong Xi Yi Jie He Za Zhi*, n° 20 (5), maio de 2000, p. 353-355.

GAO J., FU W., JIN Z., Uu X., "A preliminary study on the cardioprotection of acupuncture pretreatment in rats with ischemia and reperfusion : involvement of cardiac beta-adrenoceptors", *J. Physiol. Sci.*, n° 56 (4), agosto de 2006, p. 275-279.

2. Psicologia e câncer
SCHWARZ S., MESSERSCHMIDT H., DOREN M., "Psychosocial risk factors for cancer development", *Med. Klin.*, n° 102 (12), 15 de dezembro de 2007, p. 967-979.

BLEIKER E.M., VAN DER PLOEG H.M., "Psychosocial factors in the etiology of breast cancer: review of a popular link", *Patient Educ. Couns.*, n° 37 (3), julho de 1999, p. 201-214.

3. Hormônios e câncer de mama
MUKHERJEE S., MAJUMDER D., "Computational molecular docking assessment of hormone receptor adjuvant drugs: breast cancer as an example", *Pathophysiology*, 13 de janeiro de 2009.

4. Esporte e câncer
LAHMANN P.H., FRIEDENREICH C., SCHUIT A.J., SALVINI S., ALLEN N.E., KEY T.J., KHAW K.T., BINGHAM S., PEETERS P.H., MONNINKHOF E., BUENO-DE-MESQUITA H.B., WIRFALT E., MANJER J., GONZALES C.A., ARDANAZ E., AMIANO P., QUIRES J.R., NAVARRO C., MARTINEZ C., BERRINO F., PALLI D., TUMINO R., PANICO S., VINEIS P., TRICHOPOULOU A., BAMIA C., TRICHOPOULOS D., BOEING H., SCHULZ M., LINSEISEN J., CHANG-CLAUDE J., CHAPELON F.C., FOURNIER A., BOUTRONRUAULT M.C., TJKNNELAND A., FANS JOHNSON N., OVERVAD K., KAAKS R., RIBOLI E., "Physical activity and breast cancer risk: the european prospective investigation into cancer and nutrition", *Cancer Epidemiol. Biomarkers. Prev.*, n° 16 (1), janeiro de 2007, p. 36-42.

5. Efeito da erva-de-são-joão para combater a depressão
RAHIMI R., NIKFAR S., ABDOLLAHI M., "Efficacy and tolerability of *Hypericum perforatum* in major depressive disorder in comparison with selective serotonin reuptake inhibitors: a meta-analysis", *Prog. Neuropsychopharmacol. Biol. Psychiatry*, n° 33 (1), 1° de fevereiro de 2009, p. 118-127.

6. Soja e menopausa
DALAIS E.S., RICE G.E., WAHLQVIST M.L., GREHAN M., MURKIES A.L., MEDLEY G., AYTON R., STRAUSS B.J., "Effects of dietary phytoestrogens in postmenopausal women", *Climacteric.*, n° 1 (2), junho de 1998, p. 124-129.

7. Acupuntura e ondas de calor
HUANG M.I., NIR Y., CHEN B., SCHNYER R., MANBER R., "A randomized controlled pilot study of acupuncture for postmenopausal hot flashes: effect on nocturnal hot flashes and sleep quality", *Fertil. Steril.*, n° 86 (3), setembro de 2006, p. 700-710.

COHEN S.M., ROUSSEAU M.E., CAREY B.L., "Can acupuncture ease the symptoms of menopause?", *Holist. Nurs. Pract.*, n° 17 (6), novembro-dezembro de 2003, p. 295-299.

NIR Y., HUANG M.I., SCHNYER R., CHEN B., MANBER R., "Acupuncture for postmenopausal hot flashes", *Maturitas*, 18 de dezembro de 2006.

8. Acupuntura e secreção de estrogênios
ZHAO H., TIAN Z.Z., CHENG L., CHEN B.Y., "Electroacupuncture enhances extra-gonadal aromatization in ovariectomized rats", *Reprod. Biol. Endocrinol*, nº 2, 27 de abril de 2004, p. 18.

9. Ponto *baihui* e regulação dos hormônios
LAI X.S., HUANG Y., "A comparative study on the acupoints of specialty of *baihui, shuigou* and *shenmen* in treating vascular dementia", *Chin. J. Integr. Med.*, nº 11 (3), setembro de 2005, p. 161-166.

ZHAO H., TIAN Z.Z., CHEN B.Y., "Electroacupuncture stimulates hypothalamic aromatization", *Brain* Res., nº 1037 (1-2), 10 de março de 2005, p. 164-170.
YAO X., WANG X.Q., MA S.L., CHEN B.Y., "Electroacupuncture stimulates the expression of prolactin-releasing peptide (PrRP) in the medulla oblongata of ovariectomized rats", *Neurosci. Lett.*, nº 411 (3), 16 de janeiro de 2007, p. 243-248.

CHEN B.Y., CHENG L.H., GAO H., JI S.Z., "Effects of electroacupuncture on the expression of estrogen receptor protein and mRNA in rat brain", *Sheng Li Xue Bao*, nº 50 (5), outubro de 1998, p. 495-500.

10. Riscos da reposição hormonal da menopausa
NELSON H.D., HUMPHREY L.L., NYGREN R., TEUTSCH S.M., ALLAN J.D., "Postmenopausal hormone replacement therapy: scientific review", *JAMA*, nº 288 (7), 21 de agosto de 2002, p. 872-881.

CHLEBOWSKI R.T., HENDRIX S.L., LANGER R.D., STEFANICK M.L., GASS M., LANE D., RODABOUGH R.J., GILLIGAN M.A., CYR M.G., THOMSON C.A., KHANDEKAR J., PETROVITCH H., MCTIERNAN A., "WHIMS Investigators. Influence of estrogen plus progestin on breast cancer and mammography in healthy postmenopausal women: the Women's Health Initiative Randomized Trial", *JAMA*, nº 289 (24), 25 de junho de 2003, p. 3243-3253.

SHUMAKER S.A., LEGAULT C., RAPP S.R., THAL L., WALLACE R.B., OCKENE J.K., HENDRIX S.L., JONES B.N. 3º, ASSAF A.R., JACKSON R.D., KOTCHEN J.M., WASSERTHEIL-SMOLLER S., WACTAWSKI--WENDE J., "WHIMS Investigators. Estrogen plus progestin and the incidence of dementia and mild cognitive impairment in postmenopausal women: the Women's Health Initiative Memory Study: a randomized controlled trial", *JAMA*, nº 289 (20), 28 de maio de 2003, p. 2651-2662.

ESPELAND M.A., RAPP S.R., SHUMAKER S.A., BRUNNER R., MANSON J.E., SHERWIN B.B., HSIA J., MARGOLIS K.L., HOGAN R.E., WALLACE R., DAILEY M., FREEMAN R., HAYS J., "WHIMS. Conjugated equine estrogens and global cognitive function in postmenopausal women: Women's Health Initiative Memory Study", *JAMA*, nº 291 (24), 23 de junho de 2004, p. 2959-2968.

SHUMAKER S.A., LEGAULT C., RAPP S.R., THAL L., WALLACE R.B., OCKENE J.K., HENDRIX S.L., JONES B.N. 3º, ASSAF A.R., JACKSON R.D., KOTCHEN J.M., WASSERTHEIL-SMOLLER S., WACTAWSKI-WENDE J., "WHIMS Investigators. Conjugated equine estrogens and incidence of probable dementia and mild cognitive impairment in postmenopausal women: Women's Health Initiative Memory Study", *JAMA*, nº 291 (24), 23 de junho de 2004, p. 2947-2958.

TONIOLO P.G., LEVITZ M., ZELENIUCH-JACQUOTTE A., BANER-JEE S., KOENIG K.L., SHORE R.E., STRAX P., PASTERNACK B.S., "A prospective study of endogenous estrogens and breast cancer in postmenopausal women", *J. Natl. Cancer. Inst.*, nº 87 (3), 1º de fevereiro de 2009, p. 190-197.

LACUT K., OGER E., "Hormone therapy and risk for venous thromboembolism in postmenopausal women", *Rev. Prat.*, nº 55 (4), 28 de fevereiro de 2005, p. 389-392.

WU O., "Postmenopausal hormone replacement therapy and venous thromboembolism", *Gend. Med.*, nº 2, Suppl A, 2005, p. S18-27.

CIRILLO D.J., WALLACE R.B., RODABOUGH R.J., GREENLAND P., LACROIX A.Z., LIMACHER M.C., LARSON J.C., "Effect of estrogen therapy on gallbladder disease", *JAMA*, nº 293 (3), 19 de janeiro de 2005, p. 330-339.

POTISCHMAN N., HOOVER R.N., BRINTON L.A., SIITERI P., DORGAN J.E., SWANSON C.A., BERMAN M.L., MORTEL R., TWIGGS L.B., BARRETT R.J., WILBANKS G.D., PERSKY V., LURAIN J.R., "Case-control study of endogenous steroid hormones and endometrial cancer", *J. Natl. Cancer Inst.*, nº 88 (16), 21 de agosto de 1996, p. 1127-1135.

11. O ponto "Portão interior" (*neiguan*) e seus efeitos sobre o coração

GAO J., FU W., JIN Z., YU X., "Acupuncture pretreatment protects heart from injury in rats with myocardial ischemia and reperfusion *via* inhibition of the beta (1)-adrenoceptor signaling pathway", *Life Sci.*, 20 de janeiro de 2007.

LUJAN H.L., KRAMER V.A., DICARLO S.E., "Electro-acupuncture decreases the susceptibility to ventricular tachycardia in conscious rats by reducing cardiac metabolic demand", *Am. J. Physiol. Heart Circ. Physiol.*, 5 de janeiro de 2007.

ZENG Q., LI M., OUYANG X., NONG Y., LIU X., SHI J., GUAN X., "Effect of electroacupuncture on reperfusion ventricular arrhythmia in rat", *J. Huazhong Univ. Sci. Technolog. Med. Sci.*, nº 26 (3), 2006, p. 269-271, 277.

WANG X.R., XIAO J., SUN D.J., "Myocardial protective effects of electroacupuncture and hypothermia on porcine heart after ischemia/reperfusion", *Acupunct. Electrother. Res.*, nº 28 (3-4), 2003, p. 193-200.

Tsou M.T., HUANG C.H., CHID J.H., "Electroacupuncture on PC6 *(Neiguan)* attenuates ischemia/reperfusion injury in rat hearts", *Am. J. Chin. Med.*, nº 32 (6), 2004, p. 951-965.

12. Efeitos benéficos da restrição calórica

MLACNIK E., BOCKSTAHLER B.A., MULLER M., TETRICK M.A., NAP R.C., ZENTEK J., "Effects of caloric restriction and a moderate or intense physiotherapy program for treatment of lameness in overweight dogs with osteoarthritis", *J. Am. Vet. Med.* Assoc., nº 229 (11), 1º de dezembro de 2006, p. 1756-1760.

SMITH G.K., PASTER E.R., POWERS M.Y., LAWLER D.F., BIERY D.N., SHOFER F.S., McKELVIE P.J., KEALY R.D., "A Lifelong diet restriction and radiographic evidence of osteoarthritis of the hip joint in dogs", *J. Am. Vet. Med. Assoc.*, nº 229 (5), 1º de setembro de 2006, p. 690-693.

KEALY R.D., LAWLER D.F., "Evaluation of the effect of limited food consumption on radiographic evidence of osteoarthritis in dogs", *J. Am. Vet. Med. Assoc.*, nº 217 (11), 1º de dezembro de 2000, p. 1678-1680.

MILLER G.D., NICKLAS B.J., DAMS C., LOESER R.E, LENCHIK L., MESSIER S.E., "Intensive weight loss program improves physical function in older obese adults with knee osteoarthritis", *Obesity (Silver Spring)*, nº 14 (7), julho de 2006, p. 1219-1230.

MESSIER S.E., LOESER R.F., MITCHELL M.N., VALLE G., MORGAN T.P., REJESKI W.J., ETTINGER W.H., "Exercise and weight loss in obese older adults with knee osteoarthritis: a preliminary study", *J. Am. Geriatr. Soc.*, nº 48 (9), setembro de 2000, p. 1062-1072.

JOHNSON J.B., LAUB D.R., JOHN S., "The effect on health of alternate day calorie restriction: eating less and more than needed on alternate days prolongs life", *Med. Hypotheses.*, n° 67 (2), 2006, p. 209-211.

JOHNSON J.B., SUMMER W., CUTLER R.G., MARTIN B., HYUN D.H., DIXIT V.D., PEARSON M., NASSAR M.,TELLEJOHAN R., MAUDSLEY S., CARLSON O., JOHN S., LAUB D.R., MATTSON M.P., "Alternate day calorie restriction improves clinical findings and reduces markers of oxidative stress and inflammation in overweight adults with moderate asthma", *Free Radic. Biol. Med.*, n° 42 (5), 1° de março de 2007, p. 665-674.

NOTAS DO CAPÍTULO DE 60 A 70 ANOS

1. Idade biológica e idade psicológica
ALAPHILIPPE D., "Self-esteem in the elderly", *Psychol. Neuropsychiatr. Vieil.*, n° 6 (3), setembro de 2008, p. 167-176.

PRUESSNER J.C., LORD C., MEANEY M., LUPIEN S., "Effects of self-esteem on age-related changes in cognition and the regulation of the hypothalamic-pituitary-adrenal axis", *Ann. N. Y. Acad. Sci.*, n° 1032, dezembro de 2004, p. 186-190.

2. Pontos de acupuntura e artrose
VAS J., MENDEZ C., PEREA-MILLA E., VEGA E., PANADERO M.D., LEON J.M., BORGE M.A., GASPAR 0., SANCHEZ-RODRIGUEZ F., AGUILAR I., JURADO R., "Acupuncture as a complementary therapy to the pharmacological treatment of osteoarthritis of the knee: randomised controlled trial", *BMJ*, n° 329 (7476), 20 de novembro de 2004, p. 1216.

WITT C.M., JENA S., BRINKHAUS B., LIECKER B., WEGSCHEIDER K., WILLICH S.N., "Acupuncture in patients with osteoarthritis of the knee or hip: a randomized, controlled trial with an additional nonrandomized arm", *Arthritis. Rheum.*, n° *54* (11), novembro de 2006, p. 3485-3493.

LI C.D., HUANG X.Y., YANG X.G., WANG Q.F., HUANG S.Q., "Observation on therapeutic effect of warming needle moxibustion on knee osteoarthritis of deficiency-cold type", *Zhongguo Zhen Jiu*, n° 26 (3), março de 2006, p. 189-191.

BERMAN B.M., LAO L., LANGENBERG E., LEE W.L., GILPIN A.M., HOCHBERG M.C., "Effectiveness of acupuncture as adjunctive therapy in osteoarthritis of the knee: a randomized, controlled trial", *Ann. Intern. Med.*, n° 141 (12), 21 de dezembro de 2004, p. 901-910.

MANHEIMER E., LIM B., LAO L., BERMAN B., "Acupuncture for knee osteoarthritis — a randomised trial using a novel sham", *Acupunct. Med.*, 24 Suppl., dezembro de 2006, p. S7-14.

3. Alimentação e artrose
HAILU A., KNUTSEN S.F., FRASER G.E., "Associations between meat consumption and the prevalence of degenerative arthritis and soft tissue disorders in the adventist health study", *California USA. J. Nutr. Health Aging*, n° 10 (1), janeiro-fevereiro de 2006, p. 7-14.

4. Causas dos distúrbios da memória
CAO Q., JIANG K., ZHANG M., LIU Y., XIAO S., ZUO C., HUANG H., "Brain glucose metabolism and neuropsychological test in patients with mild cognitive impairment, *Chin. Med. J. (Engl.)*, n° 116 (8), agosto de 2003, p. 1235-1238.

CAO Q., JIANG K., LIU Y., ZHANG M., XIAO S., ZUO C., HUANG H., "The comparison of the regional cerebral metabolism rate of glucose in Alzheimer's disease with mild cognitive impairment", *Zhonghua Yi Xue Za Zhi*, n° 82 (23), 10 de dezembro de 2002, p. 1613-1616.

DRZEZGA A., LAUTENSCHLAGER N., SIEBNER H., RIEMENSCH-NEIDER M., WILLOCH E., MINOSHIMA S., SCHWAIGER M., KURZ A., "Cerebral metabolic changes accompanying conversion of mild cognitive impairment into Alzheimer's disease: a PET follow-up study", *Eur. J. Nucl. Med. Mol. Imaging*, n° 30 (8), agosto de 2003, p. 1104-1113.

HARA Y., HAYABARA T., SASAKI K., FUJISAWA Y., KAWADA R., YAMAMOTO T., NAKASHIMA Y., YOSHIMUNE S., KAWAI M., KIBATA M., KURODA S., "Free radicals and superoxide dismutase in blood of patients with Alzheimer's disease and vascular dementia", *J. Neurol. Sci.*, n° 153 (1), 9 de dezembro de 1997, p. 76-81.

5. Memória do coração
BUZIASHVILI Y.I. e seus coautores (AMBAT'ELLO S.G., ALEKSAKHINA Y.A., PASHCHENKOV M.V.), "Influence of cardiopulmonary bypass on the state of cognitive functions in patients with ischemic heart disease", *Neurosci. Behav. Physiol.*, n° 36 (2), fevereiro de 2006, p. 107-113.

SHAPIRA M., THOMPSON C.K., SOREQ H., ROBINSON G.E., "Changes in neuronal acetylcholinesterase gene expression and division of labor in honey bee colonies", *J. Mol. Neurosci.*, n° 17 (1), agosto de 2001, p. 1-12.

WILSON D.A., FLETCHER M.L., SULLIVAN R.M., "Acetylcholine and olfactory perceptual learning", *Learn. Mem.*, n° *11* (1), janeiro-fevereiro de 2004, p. 28-34. FERREIRA G. (FERREIRA G., MEURISSE M., GER-VAIS R., RAVEL N. e LEVY F.), "Extensive immunolesions of basal forebrain cholinergic system impair offspring recognition in sheep", *Neuroscience*, vol. 106, questão 1, 3 de setembro de 2001, p. 103-116.

IWANAGA M., KOBAYASHI A., KAWASAKI C., "Heart rate variability with repetitive exposure to music", *Biol. Psychol.*, n° 70 (1), setembro de 2005, p. 61-66.

SARTER M., BRUNO J.P., GIVENS B., "Attentional functions of cortical cholinergic inputs: what does it mean for learning and memory?", *Neurobiol. Learn. Mem.*, n° 80 (3), novembro de 2003, p. 245-256.

LANEY C., CAMPBELL H.V., HEUER F., REISBERG D., "Memory for thematically arousing events", *Mem. Cognit.*, n° 32 (7), outubro de 2004, p. 1149-1159.

6. Ômega 3 e seu efeito sobre o cérebro
HAMILTON J.A., HILLARD C.J., SPECTOR A.A., WATKINS P.A., "Brain uptake and utilization of fatty acids, lipids and lipoproteins: application to neurological disorders", *J. Mol. Neurosci.*, n° 33 (1), setembro de 2007, p. 2-11.

KATZ R., HAMILTON J.A., POWNALL H.J., DECKELBAUM R.J., HILLARD C.J., LEBOEUF R.C., WATKINS P.A., "Brain uptake and utilization of fatty acids, lipids & lipoproteins : recommendations for future research", *J. Mol. Neurosci.*, n° 33 (1), setembro de 2007, p. 146-150.

7. KELDER P., *Les 5 Tibétains: secrets de jeunesse et de vitalité* [Os 5 tibetanos: segredos da juventude e da vitalidade], Vivez Soleil, 1999.

8. BREG P., *Les Clefs en or vers la santé physique interne* [As chaves de ouro para a saúde física interior], 1999.

9. Sílica, osteoporose e artrose
KHODYREV V.N., BEKETOVA N.A., KODENTSOVA V.M., VRZHE-SINSKAIA O.A., KOSHELEVA O.V., PEREVERZEVA O.G., RZHA-NIKOV E.B., SPIRICHEV V.B., "The influence of the vitamin-mineral complex upon the blood vitamin, calcium and phosphorus of patients with ostreoarthrosis", *Vopr. Piton.*, n° 75 (2), 2006, p. 44-47.

10. Efeitos benéficos da restrição calórica
MLACNIK E., BOCKSTAHLER B.A., MULLER M., TETRICK M.A., NAP R.C., ZENTEK J., "Effects of caloric restriction and a moderate or

intense physiotherapy program for treatment of lameness in overweight dogs with osteoarthritis", *J. Am. Vet. Med. Assoc.*, n° 229 (11), 1° de dezembro de 2006, p. 1756-1760.

SMITH G.K., PASTER E.R., POWERS M.Y., LAWLER D.E., BIERY D.N., SHOFER E.S., MCKELVIE P.J., KEALY R.D., "Lifelong diet restriction and radiographic evidence of osteoarthritis of the hip joint in dogs", *I Am. Vet. Med. Assoc.*, n° 229 (5), 1° de setembro de 2006, p. 690-693.

KEALY R.D., LAWLER D.E., "Evaluation of the effect of limited food consumption on radiographic evidence of osteoarthritis in dogs", *J. Am. Vet. Med. Assoc.*, n° 217 (11), 1° de dezembro de 2000, p. 1678-1680.

MILLER G.D., NICKLAS B.J., DAVIS C., LOESER R.E., LENCHIK L., MESSIER S.P., "Intensive weight loss program improves physical function in older obese adults with knee osteoarthritis", *Obesity (Silver Spring)*, n° 14 (7), julho de 2006, p. 1219-1230.

MESSIER S.P., LOESER R.E., MITCHELL M.N., VALLE G., MORGAN T.P., REJESKI W.J., ETTINGER W.H., "Exercise and weight loss in obese older adults with knee osteoarthritis: a preliminary study", *J. Am. Geriatr. Soc.*, n° 48 (9), setembro de 2000, p. 1062-1072.

JOHNSON J.B., LAUB D.R., JOHN S., "The effect on health of alternate day calorie restriction: eating less and more than needed on alternate days prolongs life", *Med. Hypotheses.*, n° 67 (2), 2006, p. 209-211.

JOHNSON J.B., SUMMER W., CUTLER R.G., MARTIN B., HYUN D.H., DIXIT V.D., PEARSON M., NASSAR M., TELLEJOHAN R., MAUDSLEY S., CARLSON 0., JOHN S., LAUB D.R., MATTSON M.P., "Alternate day calorie restriction improves clinical findings and reduces markers of oxidative stress and inflammation in overweight adults with moderate asthma", *Free Radic. Biol. Med.*, n° 42 (5), 1° de março de 2007, p. 665-674.

11. Gengibre e artrose
SHEN C.L., HONG K.J., KIM S.W., "Comparative effects of ginger root *(Zingiber officinale Rosc.)* on the production of inflammatory mediators in normal and osteoarthrotic sow chondrocytes", *J. Med. Food.*, n° 8 (2), verão de 2005, p. 149-153.

SHEN C.L., HONG K.J., KIM S.W., "Effects of ginger *(Zingiber officinale Rosc.)* on decreasing the production of inflammatory mediators in sow osteoarthrotic cartilage explants", *J. Med. Food.*, n° 6 (4), inverno de 2003, p. 323-328.

THOMSON M., AL-QATTAN K.K., AL-SAWAN S.M., ALNAQEEB M.A., KHAN I., ALI M., "The use of ginger *(Zingiber officinale Rosc.)* as a potential anti-inflammatory and antithrombotic agent", *Prostaglandins Leukot Essent Fatty Acids.*, n° 67 (6), dezembro de 2002, p. 475-478.

12. Lipídios e artroses
RICHARDSON D.C., SCHOENHERR W.D., ZICKER S.C., "Nutritional management of osteoarthritis", *Vet. Clin. North Am. Small Anim. Pract.*, n° 27 (4), julho de 1997, p. 883-911.

KREMER J.M., BIGAUOETTE J., MICHALEK A.V., TIMCHALK M.A., LININGER L., RYNES R.I., HUYCK C., ZIEMINSKI J., BARTHOLOMEW L.E., "Effects of manipulation of dietary fatty acids on clinical manifestations of rheumatoid arthritis", *Lancet.*, n° 1 (8422), 26 de janeiro de 1985, p. 184-187.

SURETTE M.E., KOUMENIS I.L., EDENS M.B., TRAMPOSCH K.M., CHILTON F.H., "Inhibition of leukotriene synthesis, pharmacokinetics, and tolerability of a novel dietary fatty acid formulation in healthy adult subjects", *Clin. Ther.*, n° 25 (3), março de 2003, p. 948-971.

13. Plantas e artroses
MCALINDON T.E., "Nutraceutical : do they work and when should we use them?", *Best Pract. Res. Clin. Rheumatol.*, n° 20 (1), fevereiro de 2006, p. 99-115.

14. Complementos alimentares e articulações
Bul L.M., BIERER T.L., "Influence of green lipped mussels *(Perna canaliculus)* in alleviating signs of arthritis in dogs", *Vet. Ther.*, n° 4 (4), inverno de 2003, p. 397-407.

15. Pontos de acupuntura e efeitos contra o envelhecimento
LIU C.Z., YU J.C., ZHANG X.Z., FU W.W., WANG T., HAN J.X., "Acupuncture prevents cognitive deficits and oxidative stress in cerebral multi-infarction rats", *Neurosci. Lett.*, n° 393 (1), 23 de janeiro de 2006, p. 45-50.

GAO H., YAN L., LIU B., WANG Y., WEI X., SUN L., CUI H., "Clinical study on treatment of senile vascular dementia by acupuncture", *J. Tradit. Chin. Med.*, n° 21 (2), junho de 2001, p. 103-109.

LAI X., MO E., JIANG G., "Observation of clinical effect of acupuncture on vascular dementia and its influence on superoxide dismutase, lipid peroxide and nitric oxide", *Zhongguo Zhong Xi Yi Jie He Za Zhi*, n° 18 (11), novembro de 1998, p. 648-651.

16. Ponto de acupuntura e memória
1. Vascularização do cérebro
NEWBERG A.B., LARICCIA P.J., LEE B.Y., FARRAR J.T., LEE L., ALAVI A., "Cerebral blood flow effects of pain and acupuncture: a pre-

liminary single-photon emission computed tomography imaging study", *J. Neuroimaging.*, n° 15 (1), janeiro de 2005, p. 43-49.

DONG J.C., LI J., Zuo C.T., "Influence of needling at yin-yang meridian points on cerebral glucose metabolism", *Zhongguo Zhong Xi Yi Jie He Za Zhi*, n° 22 (2), 1& 2002, p. 107-109.

JIA S.W., WANG Q.S., XU W.G., "Study on influence of acupunctural signal on energy metabolism of human brain by positron emission tomography", *Zhongguo Zhong Xi Yi Jie He Za Zhi*, n° 22 (7), julho de 2002, p. 508-111.

ZHANG X.Y., GAO S., ZHAO J.G., CAI L., PANG J.P., LU M.X., "PET study of effects of combination of different points on glucose metabolism in the patient of cerebral infarction", *Zhongguo Zhen Jiu*, n° 27 (1), janeiro de 2007, p. 26-30.

HUANG Y., LI D.J., TANG A.W., LI Q.S., XIA D.B., XIE Y.N., GONG W., CHEN J., "Effect of scalp acupuncture on glucose metabolism in brain of patients with depression", *Zhongguo Zhong Xi Yi Jie He Za Zhi*, n° 25 (2), fevereiro de 2005, p. 119-122.

2. Prevenção e melhora das funções cognitivas

YU J., YU T., HAN J., "Aging-related changes in the transcriptional profile of cerebrum in senescence-accelerated mouse (SAMP10) is remarkably retarded by acupuncture", *Acupunct. Electrother. Res.*, n° 30 (1-2), 2005, p. 27-42.

YU J., LIU C., ZHANG X., HAN J., "Acupuncture improved cognitive impairment caused by multi-infarct dementia in rats", *Physiol. Behan*, n° 86 (4), 15 de novembro de 2005, p. 434-441.

YU J., ZHANG X., LIU C., MENG Y., HAN J., "Effect of acupuncture treatment on vascular dementia", *Neurol. Res.*, n° 28 (1), janeiro de 2006, p. 97-103.

LAI X.S., HUANG Y., "A comparative study on the acupoints of specialty of *baihui, shuigou* and *shenmen* in treating vascular dementia", *Chin. J. Integr. Med.*, n° 11 (3), setembro de 2005, p. 161-166.

WANG L., TANG C., LAI X., "Effects of electroacupuncture on learning, memory and formation system of free radicals in brain tissues of vascular dementia model rats", *J. Tradit. Chin. Med.*, n° 24 (2), junho de 2004, p. 140-143.

ZHANG A., LUO F., PAN Z., ZHOU Y., "Influence of cerebral traumatic dementia treated with acupuncture at *houxi* and *shenmen*", *Zhen Ci Yan Jiu*, n° 21 (1), 1996, p. 12-14.

NOTAS DA CONCLUSÃO

1. Gene da anti-idade

LIANG X.B., LIU X.Y., Li F.Q., LUO Y., LU J., ZHANG W.M., WANG X.M., HAN J.S., "Long-term high-frequency electroacupuncture stimulation prevents neuronal degeneration and up-regulates BDNF mRNA in the substantia nigra and ventral tegmental area following medial forebrain bundle axotomy", *Brain Res. Mol.*, n° 108 (1-2), dezembro de 2002, p. 51-59.

WANG S., CAI Y.Y., SHANG Y.J., JIN-RONG L., "Effects of head point--through-point electroacupuncture on SOD and LPO in the patient of Parkinson's disease", *Zhongguo Zhen Jiu*, n° 26 (4), abril de 2006, p. 240-242.

MA J., WANG Y.C., GAN S.Y., "Effects of electroacupuncture on behaviors and dopaminergic neurons in the rat of Parkinson's disease", *Zhongguo Zhen Jiu*, n° 26 (9), setembro de 2006, p. 655-657.

LIU C.Z., YU J.C., HAN J.X., "Effects of acupuncture on expression CuZn-SOD mRNA and protein in hippocampus of the rat with multi-infarct dementia", *Zhongguo Zhen Jiu*, n° 26 (2), fevereiro de 2006, p. 129-132.

YU J., LU M., YU T., HAN J., "Differential expression of age-related genes in the cerebrum of senescence-accelerated mouse (SAMP10) and analysis of acupuncture interference using DD-PCR technique", *Acupunct. Electrother. Res.*, n° 27 (3-4), 2002, p. 183-189.

FU Y., YU J.C., DING X.R., HAN J.X., "Study on expression of brain aging-relative genes HSP86 and HSP84 and effects of acupuncture in the SAMP10 mouse", *Zhongguo Zhen Jiu*, n° 26 (4), abril de 2006, p. 283-286.

WEN T., FAN X., LI M., HAN J., SHI X., XING L., "Changes of metallothionein 1 and 3 mRNA levels with age in brain of senescence-accelerated mice and the effects of acupuncture", *Am. J. Chin. Med.*, n° 34 (3), 2006, p. 435-447.

DING X., YU J., YU T., FU Y., HAN J., "Acupuncture regulates the aging--related changes in gene profile expression of the hippocampus in senescence-accelerated mouse (SAMP10)", *Neurosci. Lett.*, n° 399 (1-2), 15 de maio de 2006, p. 11-16.

2. Acupuntura e ação anti-idade

ZHU D., MA Q., LI C., WANG L., "Effect of stimulation of *shensu* point on the aging process of genital system in aged female rats and the role of monoamine neurotransmitters", Shaanxi Provincial Academy of Traditional Chinese Medicine and Pharmacy.

3. DING X., YU J.,YU T., FU Y., HAN J., "Acupuncture regulates the aging-related changes in gene profile expression of the hippocampus in senescence-accelerated mouse (SAMP10)", *Acupunct. Electrother. Res.*, n° 30 (1-2), 2005, p. 27-42.

YU J., YU T., HAN J., "Aging-related changes in the transcriptional profile of cerebrum in senescence-accelerated mouse (SAMP10) is remarkably retarded by acupuncture", *Zhongguo Zhen Jiu*, n° 26 (9), setembro de 2006, p. 651-654.

FU Y., YU J.C., DING X.R., HAN J.X., "Effects of acupuncture on expressions of transcription factors NF-E2, YB-1, LRG47 in the SAMP10 mouse", *Am. J. Chin. Med.*, n° 34 (3), 2006, p. 435-447.

WEN T., FAN X., LI M., HAN J., SHI X., XING L., "Changes of metallothionein 1 and 3 mRNA levels with age in brain of senescence-accelerated mice and the effects of acupuncture", *Sheng Wu Yi Xue Gong Cheng Xue Za Zhi*, n° 23 (2), abril de 2006, p. 450-454.

LI X., ZHANG J., SONG J., HONG W., "Moxibustion and its application in anti-aging study", *Acupunct. Electrother. Res.*, n° 30 (1-2), 2005, p. 27-42.

YU J., YU T., HAN J., "Aging-related changes in the transcriptional profile of cerebrum in senescence-accelerated mouse (SAMP10) is remarkably retarded by acupuncture", *J. Tradit. Chin. Med.*, n° 20 (1), março de 2000, p. 59-62.

4. Atrofia do cérebro
GEESAMAN B.J., "Genetics of aging: implications for drug discovery and development", *Am. J. Clin. Nutr.*, n° 83 (2), fevereiro de 2006, p. 466S-469S.

NOTAS DOS ANEXOS

1. Álcool
THORER H., VOLF N., "Acupuncture after alcohol consumption: a share controlled Assessment", *J. of the British Medical Acupuncture Society*, vol. XIV, n° 2, novembro de 1996, p. 63-68.

Índice dos sintomas

As páginas com os pontos de acupuntura a serem massageados para aliviar e tratar os sintomas relacionados estão em negrito.

Acne 37, 38, 44, 50

Alergias 31, 35, 67, 70, 74, 91, **93**, 201

Artrose 19, 43, 72, 76, 153, 205, 211, 212, 214-218, 230-232, **233**, **234**, **235**

Cãibras 139, **163**

Cansaço/fadiga 20, 30, 31, 46, 48, 58, 67, 68, 81, **85**, **86**, 137, 139, 162, 206, 213, 214

Cistite 35, 36, 53, 54, 56

Colesterol 43, 44, 71, 76, 154, 179, 182, 183, 188, **200**, 227

Constipação 138, 139, 141, **150**

Distúrbio hormonal 37, 38, 57, 58, **59-61**, 76, 77, 180, 181

Distúrbios de memória 70, 81, 220, 227, 240, **241**, 245, 250

Distúrbios do apetite **51**, **52**

Distúrbios do ritmo cardíaco 182, **199**

Distúrbios do sono 70-72, **85**, **86**, 189, 190, **191**

Dor de cabeça 37, 38, **59**, 72, 81, 86, **87**, 88, 142

Dor nas costas (ver também Lombalgias) 29, 30, 31, 36, **62**, 80, 116, 140, 141, 169, **170**, **171**, 172

Dores cervicais 141, 142, 164, 165, **166**, **167**, 173

Eczema 74, 75, 91, 92, **93**

Estresse 31, 32, 36, 40, 46, **47**, 48, 49, 67-74, 80, 81, **82**

Excesso de peso 135-137

Hemorroidas 140, 160, **161**, 162

Hipersensibilidade 117, 118, 181, 187, 189, 190, **196**, **197**

Hipertensão arterial 182, 197, **198**
Lombalgias 140, 141, 169, **170**, **171**, 172, 173
Micoses 35, 56, 57, 101, 112
Ondas de calor 178, 188, 190, 191, 205
Osteoporose 184, 191, 201, 206, 211, 215, 232
Pernas pesadas 138, 139, 160, **161**
Problemas de circulação 39, 138, 139, 140, 160, **161**, 162, 217, 218, **219**, 220, 236, **237**
Problemas de menstruação 36, 37, 57, 58, **59**, **60**, 77
Problemas de tireoide 137, 147, 157
Problemas ORL (rinite, sinusite) 35, 74, 75, **90**, **91**
Queda de cabelo 147
Queimação no estômago 34, 35, **51**, **52**
Rugas 73, 77-79, 133, 143, **144**, **145**, 146
Torcicolo 141, 142, **166**, **167**
Varizes 138, 139, 160, **161**
Vertigens 33, 217, 218, 219, **238**, **239**, 262

Este livro foi composto na tipologia Times New
em corpo 11,5/15, e impresso em papel off white 80 g/m² na Sepcol
Gráfica e Divisão Gráfica da Diji Impressos Ltda.

Este livro foi composto na tipologia Times Ten,
em corpo 11.25/14, e impresso em papel off-white no Sistema
Cameron da Divisão Gráfica da Distribuidora Record.